HISTORIQUE

DE LA

MAISON DES VIEILLARDS

ET DES

ORPHELINS DE LUNÉVILLE

DITE · LE COTON ·

Par A. GILLET

NOTAIRE HONORAIRE
VICE-PRÉSIDENT DE LA COMMISSION ADMINISTRATIVE

. . .

NANCY

IMPRIMERIE BERGER-LEVRAULT ET Cⁱᵉ

18, RUE DES GLACIS, 18

—

1899

HISTORIQUE

DE LA

MAISON DES VIEILLARDS

ET DES

ORPHELINS DE LUNÉVILLE

DITE « LE COTON »

HISTORIQUE

DE LA

MAISON DES VIEILLARDS

ET DES

ORPHELINS DE LUNÉVILLE

DITE « LE COTON »

Par A. GILLET

NOTAIRE HONORAIRE

VICE-PRÉSIDENT DE LA COMMISSION DES HOSPICES

———— ·✳· ————

NANCY

IMPRIMERIE BERGER-LEVRAULT ET Cie

18, RUE DES GLACIS, 18

——

1899

AVANT-PROPOS

En écrivant cette très modeste histoire, j'ai un double but :

Je désire faire connaître à mes concitoyens une des œuvres charitables qui marque le plus dans notre cité et qui fait le plus d'honneur, d'abord au Roi bienfaisant, fondateur de l'Hospice des Orphelins, ensuite, au digne et vénérable prêtre qui créa de toutes pièces l'Asile des vieillards, puis à la Société des Dames de charité, auxiliaire fidèle de ces utiles fondations, et enfin à la Congrégation des Sœurs de Saint-Charles, dont la sage et prudente direction a si puissamment contribué à leur réussite et à leur prospérité.

Je tiens, en outre, à appeler l'attention publique sur ce qui reste à faire pour continuer à assurer à cet établissement essentiellement humanitaire tous les développements qu'exigent impérieusement les besoins actuels de la population de la ville de Lunéville.

Aux personnes qui daigneront jeter les yeux sur ce livre, je ne promets point d'agrément, car les questions d'affaires et d'administration ne sont pas d'ordinaire très récréatives, et je prévois qu'avant de tourner le dernier feuillet — si leur courage va jusque-là — elles auront dû étouffer bien des bâillements.

Je leur en demande pardon d'avance.

A. G.

Février 1899.

HISTORIQUE

DE LA

MAISON DES VIEILLARDS

ET DES

ORPHELINS DE LUNÉVILLE

PREMIÈRE PARTIE

L'HOSPICE DES ORPHELINS. — SON ORIGINE. — LA MAISON
DES PAUVRES

A la fin de l'année 1759, un vicaire de la paroisse, M. l'abbé de
Bellaire, gémissant de voir une infinité de pauvres dans la misère faute d'ouvrage et cherchant le moyen de leur en procurer,
apprit qu'un fabricant d'Épinal allait se trouver en état de donner
à filer du coton et de faire gagner ainsi une honnête subsistance
à plusieurs milliers de personnes dans la province.

Il s'aboucha aussitôt avec ce fabricant et, malgré qu'il en fût
dissuadé par le curé de la paroisse Saint-Léon de Toul, qui depuis
deux ans avait essayé de cette industrie, persévéra dans son projet de fonder à Lunéville un ouvroir où l'on filerait du coton.

Dans ce but, il fit venir de Toul une ouvrière habile pour
apprendre le métier à des jeunes filles, acheta des tours, des dévi-
doirs et des cardes, mais peu de temps après, le fabricant, qui
devait fournir la matière première, tombait en déconfiture.

Malgré ce mauvais début, l'abbé de Bellaire, qui était un homme de ressource et de plus se sentait puissamment secondé par une personne de confiance du nom de Christine Guérard, n'hésita pas à continuer l'entreprise pour son propre compte. Au lieu d'employer comme précédemment de grandes jeunes filles dont il était difficile de se faire obéir, il ne prit plus que des enfants de 9 à 15 ans, choisies de préférence parmi les plus pauvres et des filles estropiées qui ne pouvaient gagner leur vie à autre chose.

Les commencements furent extrêmement pénibles; l'abbé étant sans fortune, l'argent faisait souvent défaut pour se procurer la provision de coton à filer, l'hiver était des plus rigoureux, le pain cher, la vente de la marchandise fabriquée languissait et, pour comble, la santé des jeunes filles, mal logées et mal nourries, laissait beaucoup à désirer.

Plus d'une fois déjà il s'était vu sur le point d'être obligé de renoncer à son entreprise, lorsque des dames de la Cour, ayant entendu parler de son œuvre charitable, s'y intéressèrent et la firent connaître au roi; quelques dons en nature et en argent arrivèrent.

Dans ces conditions, l'ouvroir se soutenait vaille que vaille, lorsqu'une vénérable veuve de 70 ans, dont nous reparlerons plus loin, Mme Grenard, voulut lui faire un don actuel de sa maison, située à Lunéville, devant la Charité, en vue de l'y installer et de lui faciliter l'obtention des lettres *d'établissement* qui devaient l'exempter des charges publiques, comme maison de charité et l'autoriser à recevoir des donations.

Une requête présentée au roi Stanislas *au nom de la directrice et des deux maîtresses pour l'ouvrage en filage du coton*, fut bientôt suivie des lettres patentes du 5 septembre 1762 qui concédaient à l'ouvroir les mêmes droits, privilèges et franchises qu'aux autres établissements de charité, lui donnaient la dénomination de *Maison des orphelines* et en même temps le mettaient sous la seule direction du curé de Lunéville et du lieutenant-général de police.

Heureux de ce résultat, l'abbé de Bellaire était transporté de joie; son ouvroir possédait une maison et de plus les lettres d'établissement lui conféraient une existence légale. Il avait bien compté que ce serait toujours lui qui aurait la direction de la Maison des orphelines, que son curé et M. Viot, lieutenant-général de police, nommés directeurs, ne seraient qu'une sorte de commission de vigilance et de manutention ; aussi, combien grande fut sa déconvenue lorsque portant au lieutenant-général de police les lettres patentes qu'il avait obtenues, celui-ci lui fit entendre qu'il ne devait plus s'occuper désormais des intérêts temporels de ladite Maison.

Avoir jeté les fondements d'un établissement, lui avoir consacré toutes ses facultés et toute la liberté de temps que lui laissait son ministère, puis se voir tout d'un coup, au moment où il s'y attendait le moins, évincé de son administration, c'était, il faut en convenir, une cruelle humiliation imposée à l'infortuné vicaire.

Résigné par prudence et par esprit de sacrifice, il ne fit entendre aucune protestation, se contentant, pour soulager son cœur, de confier au papier les amertumes dont son âme était abreuvée ; il n'avait jamais pu supposer qu'en réclamant pour son œuvre l'estampille gouvernementale, il allait être privé de sa direction.

Voici au surplus un écho attendri de ses plaintes : « *Mais les choses ne furent point ainsi. Le Seigneur le permit sans doute pour un plus grand bien ; sans doute que je n'étais point capable d'en faire davantage et que, dans la suite, je n'aurais pas été un instrument digne de ses vues. Mon ouvrage était fini aussi bien que celui de celles qui avaient coopéré avec moy. Nous avions pour ainsi dire servi de nourrice à cet enfant, il devait être sevré et passer en d'autres mains*[1]. »

Un instant son chagrin redoubla en apprenant que les nouveaux directeurs allaient remplacer la Maison des orphelines par une manufacture de draps qui avait pour objet de donner à travailler et à vivre aux pauvres de toute espèce ; ses appréhensions ne prirent fin et le calme ne revint à son esprit que lorsque son curé lui dit en confidence que l'intention des directeurs était de mettre à la tête de l'établissement transformé des religieuses hospitalières de Saint-Charles.

---

[1].   « Qual's populea mœrens philomela sub umbra
        Amissos queritur fetus, quos durus arator
        Observans nido implumes detraxit..... »
                                                        (Virg.)

Cette transformation allait être menée rapidement. Ce fut le 1ᵉʳ mai 1763 que deux de ces religieuses vinrent prendre la direction de la Maison des orphelines ; on avait loué pour la Saint-Georges précédente la maison de Mˡˡᵉ Folmar, vaste construction très propre à l'usage auquel on la destinait ; il y avait des chambres très spacieuses, des caves, des greniers, un beau jardin, un four ; en un mot, suivant l'expression de l'abbé de Bellaire, on aurait dit que cette maison avait été bâtie exprès.

Le 1ᵉʳ juin suivant, le roi fit don à l'établissement d'une somme de 500 louis sans lui imposer aucune charge et uniquement en vue de monter la maison et de lui permettre de faire des provisions ; à la fin du même mois, on y fit entrer les garçons orphelins que l'on occupa à filer de la laine et à tisser ; il y en eut bientôt une trentaine. Les premières miselaines fabriquées par eux furent employées à habiller tous les enfants ; on fabriqua ensuite des couvertures de lit dont l'établissement avait le plus grand besoin.

Un mois plus tard, la maison de force¹ y fut réunie pour la nourriture et les ouvrages. — En échange de la nourriture des détenus, la Maison des orphelines profitait du produit de leur travail ou de leurs pensions. A partir de la même époque, on y distribua le pain de charité qui jusque-là avait été distribué à l'hôtel de ville ; dès lors la maison prit le nom de : MAISON DES PAUVRES.

Peu de temps après, Sa Majesté, qui avait exprimé à l'abbé de Bellaire son désir de le voir continuer à donner ses soins spirituels à la Maison, vint la visiter et fit expédier, séance tenante, sur son trésorier un rescrit de 12,000 livres pour lui permettre d'acheter les matières premières pour le travail en laine et procurer la subsistance aux orphelins en attendant d'autres revenus.

Par d'autres lettres patentes en date du 25 juin 1764, le bienfait de cet établissement fut étendu aux pauvres garçons orphelins.

L'année suivante, l'Hôpital, la Maison des pauvres et la Maison de charité, qui se trouvaient régis séparément, furent réunis sous une seule et même administration tout en conservant leur dénomination respective. Cette mesure était motivée à la fois par des rai-

---

1. D'après la définition quelque peu fantaisiste d'un vieux dictionnaire de droit, la maison de force était celle qui servait à la correction des fils de famille débauchés et des femmes libertines.

sons d'économie et par ce fait que, les secours n'étant pas alors *répartagés* comme ils devaient l'être, certains pauvres ne recevaient pas les secours auxquels leur malheureuse situation leur permettait de prétendre, tandis que d'autres, plus hardis, frappaient à toutes les portes et se trouvaient secourus par chacune de ces trois administrations séparément et à l'insu l'une de l'autre [1].

Cette réunion des trois établissements sous la même administration fut ordonnée par lettres patentes en date du 17 juin 1765 dont voici en partie le dispositif :

Sa Majesté, étant en son conseil, a uni et incorporé, unit et incorpore les trois établissements faits en sa ville de Lunéville sous les noms d'Hôpital, Maison de charité et Maison des pauvres, avec tous les fonds, revenus et produits présents et à venir, privilèges, franchises et immunités y appartenans et en dépendans, pour ne former désormais qu'un seul et même corps d'établissement, en conservant néanmoins auxdits trois établissements, chacun à leur égard, leurs titres et qualifications actuels, avec la distinction des fonds et revenus qui appartiennent à chacun d'eux en particulier et des sortes de secours qu'ils doivent fournir chacun à leur égard, relativement à leurs fonctions et aux intentions des personnes pieuses qui y ont ajouté ou qui y ajouteront dans la suite avec la permission de Sa Majesté par actes de donations entre vifs ou testamentaires.

Administration.

L'administration des trois établissements ainsi réunis est confiée à un bureau qui prend le nom de BUREAU DES DIRECTEURS et qui est composé de dix membres.

En font partie de droit, par leur état, le lieutenant-général de police et le curé de Lunéville, lesquels sont, le cas échéant, remplacés par leurs successeurs.

Viennent ensuite deux membres pris dans l'ordre de la noblesse ; les six autres appartiennent à la bourgeoisie.

La présidence est dévolue au lieutenant-général de police ; en cas d'absence, maladie ou empêchement, au sieur curé ; puis, pour les mêmes cas, au plus ancien des deux membres de la noblesse.

---

1. J'ai ouï dire que cela se passait encore quelque peu ainsi de nos jours pour des sociétés privées.

Ainsi composé, le bureau a le pouvoir de s'occuper de toutes les affaires concernant les trois établissements, mais, au-dessus de lui, existe une autre juridiction, celle de l'*intendant commissaire départi,* chargé de l'exécution des ordres du roi, dans toute l'étendue des duchés de Lorraine et de Bar.

C'est devant ce haut fonctionnaire, auquel on donne le titre de *Monseigneur,* que doivent être portés tous les appels ; il juge souverainement et en dernier ressort toutes les affaires dans lesquelles les trois établissements peuvent se trouver intéressés et ce, à l'exclusion de toutes cours et autres tribunaux de justice.

Il y a un receveur pris parmi les membres du bureau ; il est chargé de percevoir tous les revenus fixes et casuels tant en argent que grains, vins et autres denrées présents et à venir des trois établissements, et d'acquitter les dépenses sur les mandements qui sont expédiés par les directeurs.

Ledit receveur doit rendre compte par-devant eux, *à portes ouvertes,* à la fin de chaque exercice. A cette reddition de compte peuvent assister tous les bourgeois de Lunéville, et, pour qu'ils aient connaissance du jour, il est annoncé *au prône de la paroisse le dimanche précédent* [1].

Les fonctions du receveur sont gratuites au moyen des exemptions attribuées à cette commission. — Il doit tenir trois registres cotés et parafés par le lieutenant-général de police et y inscrire jour par jour, sans rature ni intervalle, la recette et la dépense des revenus des trois établissements séparément et sans aucune confusion de ce qui appartient à l'un d'eux, non plus de ce qui aura été payé en son acquit, avec ce qui concerne les deux autres.

M. Parmentier, avocat en la Cour souveraine de Lorraine et Barrois et en ses conseils, est nommé *pour partie publique au bureau des directeurs ;* il doit faire toutes les réquisitions nécessaires et tout ce qui sera dépendant desdites fonctions tant au nom du roi que du public pour le maintien des droits de la direction et celui du bon ordre.

---

1. Ne m'occupant ici que de ce qui a trait aux affaires de la Maison des orphelins, je n'ai pas recherché si cette prescription de rendre publiquement des comptes s'appliquait à d'autres receveurs que celui de cette maison ; je constaterai seulement qu'à cette époque, c'est-à-dire à plus d'un siècle de distance, on ne mettait pas facilement la lumière sous le boisseau.

Les directeurs doivent se réunir deux fois par semaine; leurs fonctions sont gratuites, mais le roi les a exemptés ainsi que le greffier d'un certain nombre de charges.

Manufacture.

Le lecteur a pu se rendre compte que la Maison des orphelines où l'on filait du coton, était devenue, à la suite de l'admission des orphelins, une manufacture de laines et toiles de coton; c'est de là que lui est venu et que lui est resté, comme un souvenir attardé, le nom de Coton, sorte de sobriquet sous lequel on la désigne encore communément aujourd'hui, malgré que cette manufacture ait disparu depuis 1810. — Les orphelins y étaient entretenus avec le produit de leur travail, auquel venaient s'ajouter quelques subventions.

La Maison des pauvres exerçait son industrie dans des bâtiments loués pour elle et dont le loyer était acquitté par la ville sur les deniers d'octroi. À la fin de l'année 1765, la manufacture était assez florissante et, comme elle promettait de prendre encore de nouveaux accroissements, le bureau des directeurs reçut l'invitation : 1° de lui assurer une assiette fixe et d'une étendue suffisante pour sa destination, la maison qu'elle occupait depuis trois ans devenant trop *resserrée,* quoique ce fût l'une des plus vastes de la ville; 2° et de profiter des trois années de bail restant à courir pour préparer une habitation permanente et construite pour remplir son objet.

En même temps, on faisait aux officiers municipaux la demande d'élever un bâtiment dans l'enceinte de l'hôpital, où se trouvait un terrain propre à cet usage, ensuite duquel on pourrait former un potager d'un pré appartenant au même hôpital et joignant l'emplacement proposé pour bâtir; on ajoutait qu'une construction neuve ne serait pas plus onéreuse à la ville qu'une acquisition, puisque les propriétaires de la maison où la manufacture était établie en demandaient, pour dernier mot, 25,000 livres et que pour la mettre en état de servir autant que sa consistance pouvait le permettre, il en coûterait au moins 10,000 livres, tandis que pour ces deux sommes on aurait un bâtiment neuf, conforme au plan proposé.

On ajoutait encore que la ville pourrait trouver un dédommagement dans la vente de la maison qui servait alors de maison de force, dont le prix serait employé à indemniser l'hôpital de l'emplacement du bâtiment à construire et du jardin potager; de la sorte, la ville serait déchargée à jamais du loyer payé par elle et des frais d'entretien pour un très long temps.

La maison de force ainsi supprimée aurait été établie dans le bâtiment projeté.

Dans la séance du 29 novembre 1765, on constate que, les progrès de la manufacture des pauvres orphelins augmentant chaque jour, il n'est pas possible que les quatre sœurs de Saint-Charles, qui concourent à la régie de cette manufacture et à l'éducation des enfants qui y sont occupés, puissent suffire à la tâche, à raison de tous les détails que cette administration comporte et l'on décide qu'il y a lieu de demander à la maison-mère une cinquième sœur, qui serait employée aux soins de la lingerie et de la couture.

Mort du roi Stanislas. — Ses conséquences pour la Maison des pauvres.

Tout semblait donc marcher à souhait, lorsque la fatalité voulut que le bon roi Stanislas, un des rares monarques auxquels l'histoire a décerné le titre de Bienfaisant, mourût le 23 février 1766, au château de sa bonne ville de Lunéville, victime d'un affreux accident et après dix-huit jours de souffrances courageusement supportées.

Avec lui disparaissait le principal et le plus généreux soutien de la Maison des pauvres orphelins. Après sa mort, on trouva un codicille dans lequel il ordonnait qu'une somme de 10,000 livres fût délivrée à cette Maison; mais ce codicille ne portait point de signature et ce fut en vain que le bureau des directeurs — *confiant dans la bonté avec laquelle la Reine de France se faisait informer des intentions de feu son Auguste Père pour en assurer l'exécution* — invoqua ces dispositions imparfaitement manifestées par lui, il est vrai, mais qui se trouvaient en quelque sorte corroborées d'avance par l'état des pensions de sa maison. Ce fut en vain qu'à la date du 27 juin 1766, il adressa à la reine Marie Leczinska, une requête éloquente pour la supplier de prendre sous sa protection royale la Maison des pauvres orphelins de Lunéville[1] et d'ordonner la délivrance de ladite somme de 10,000 livres pour être employée au bien de cette maison.

Il existait, en effet, une très grave présomption que telle était bien la volonté du bon roi dans ce seul fait que chaque année la Maison des pauvres émargeait dans l'état des pensions de la Maison royale pour une somme équivalente à la rente de ces 10,000 livres.

Une lettre adressée au bureau des directeurs par M. de Garowsky, abbé de Clairlieu, le 24 août suivant, lui avait fait espérer que sa demande avait été favorablement écoutée par la Reine, mais ce fut tout et oncques il ne vit la réalisation de cette légitime espérance.

La mort du roi de Pologne avait encore de bien autres conséquences; elle entraînait la suppression de sa Cour souveraine et la disparition de son entourage; c'était un coup fatal porté tant aux établissements de charité qu'à la ville de Lunéville elle-même, dont le commerce se trouvait alimenté par les dépenses de cette cour, en même temps que celle-ci participait aux charges municipales, au paiement des impôts et à l'aumône publique, pour laquelle étaient spécialement taxés les nobles, les privilégiés et le tiers état.

C'est à raison de ces circonstances que, dans sa séance du 24 octobre 1766, le bureau des directeurs, tout en constatant que *l'établissement particulier de la Maison des pauvres est à la vérité dans une position assez satisfaisante du côté des ouvrages, pour le produit desquels il est à espérer qu'elle pourra dans quelques années se soutenir sans autre état,* demande à Mˢʳ l'intendant de la Galaizière d'ordonner qu'un secours sera prélevé pendant cinq ou six ans sur les deniers d'octroi, de façon à donner à l'établissement des pauvres orphelins le moyen de se consolider pour l'utilité de l'État et le progrès de la religion.

---

1. Qui faisait en quelque sorte partie de l'héritage du feu roi.

Cette demande fut repoussée par les officiers de l'hôtel de ville sous le fallacieux prétexte que la ville était débitrice d'une somme de 14,000 livres pour réfection des ponts et chaussées et qu'elle avait à construire un certain nombre de fontaines, alors que ces 14,000 livres étaient bel et bien payées et qu'aucune autorisation n'avait été donnée pour l'établissement de ces fontaines.

Aux mêmes officiers de l'hôtel de ville, qui allèguent que la Maison des pauvres a des fonds considérables, le bureau des directeurs répond que cette maison, il est vrai, a reçu des bienfaits du feu roi une somme de 22,000 livres, mais que l'emploi s'en trouvait dans tout son mobilier, dans les bâtiments par elle construits, dans ses marchandises et ses matières premières, de tout quoi il était en état de présenter le compte et celui de la manufacture *à la face de l'univers,* qui décidera que l'administration des directeurs ne peut être plus régulière ni mieux organisée.

Le 6 décembre 1766, le bureau décide qu'une délégation de trois de ses membres se rendra à Nancy, auprès de M₉ʳ l'intendant de la Galaizière pour lui demander l'autorisation de prendre dans les magasins du roi la quantité de 600 resaux de blé pour la fourniture actuelle du bureau de l'aumône publique, à charge par ce dernier de les remplacer à la récolte prochaine.

La députation arrive à Nancy, se présente à M₉ʳ l'intendant, qui lui fait la singulière réponse que voici :

Quant aux 600 resaux de blé que vous demandez à prendre dans les magasins du roi à Lunéville, pour les rendre en nature à la récolte prochaine, je ne puis consentir à ce que la délivrance vous en soit faite *qu'autant que tous les administrateurs s'engageront personnellement et solidairement* à remettre dans les magasins de Nancy[1], au terme que j'indiquerai, 600 resaux de blé, bon, loyal et marchand à recevoir par l'inspecteur des magasins.

Adressez-moi une délibération relative, signée de tous les membres du bureau, et je vous ferai délivrer sur-le-champ cette quantité de blé ; au reste, je puis vous assurer que le terme de la remise ne peut être assez prochain pour vous causer de l'inquiétude et que je vous préviendrai d'ailleurs à l'avance.

---

1. Les magasins du roi constituaient des approvisionnements de blé mis en réserve pour les années de disette.

On conviendra que la mesure est un peu exorbitante, d'exiger de la part d'administrateurs qui remplissent des fonctions en quelque sorte gratuites et assez lourdes, un engagement personnel et solidaire quand il s'agit de ne pas laisser manquer de pain les pauvres et les orphelins d'une ville. La garantie imposée aux directeurs était d'autant plus onéreuse qu'à cette époque le blé se vendait extrêmement cher. Malgré cela, ils n'hésitèrent pas à donner cette garantie dans la séance du 12 décembre suivant, mais sous la réserve toutefois qu'ils auraient, le cas échéant, recours contre les établissements.

L'exigence de Mgr l'intendant était-elle bien conforme aux intentions du roi Stanislas, qui avait lui-même choisi ces directeurs? Il est permis d'en douter et d'ajouter qu'à de semblables conditions le recrutement des administrateurs pourrait devenir difficile sinon impossible.

A partir de la mort du roi, la situation s'assombrit et devient de jour en jour plus critique.

D'une part, la reine de France n'a pas répondu à la supplique des directeurs; elle paraît même s'être entièrement désintéressée de l'avenir de la Maison des pauvres orphelins, puisque, dans les délibérations ultérieures du bureau, on ne trouve pas la moindre trace qu'elle ait, directement ou indirectement, témoigné un intérêt quelconque à l'établissement charitable fondé par le feu Roi son père, et qui faisait en quelque sorte partie de son héritage.

D'un autre côté, le bureau des directeurs, après avoir espéré en vain des secours venant de plus haut, s'aperçoit qu'il n'obtiendra que difficilement des officiers de l'hôtel de ville les ressources indispensables pour le bon fonctionnement de la Maison.

Il délibère longuement et démontre d'une façon péremptoire que les 96 orphelins qui se trouvent au Coton ne doivent pas être renvoyés à leur misère, pendant que la ville de Lunéville jouit d'un revenu, net de dettes, de *cent dix-huit mille livres*, revenu pour lequel elle n'a pas été imposée du vingtième, comme le sont les nobles, les privilégiés et les communautés ecclésiastiques.

La délibération conclut : 1° à ce que la ville soit contrainte de payer annuellement au receveur de la Maison des pauvres orphelins, sur les revenus patrimoniaux et d'octroi, la pension des orphelins recueillis dans cette maison à raison de 85 livres 14 sous par tête et à continuer pour l'avenir sur le même pied, jusqu'à concurrence de 100 orphelins; 2° et à ce que, en exécution des ordonnances et arrêts, la ville contribue aussi annuellement à l'aumône publique pour la somme de 1,500 livres, avec effet rétroactif pour les trois années 1764, 1765 et 1766, seul moyen de soutenir la Maison des pauvres orphelins et l'aumône publique.

En attendant que ces difficultés s'aplanissent, une demoiselle Marguerite Vademus décède le 11 octobre 1767, laissant un testament dans lequel, après divers dons particuliers, elle lègue à la Maison des orphelins la rémanence de sa succession, dont le principal actif consistait en cinq billets de la loterie royale, représentant ensemble 3,480 livres [1].

Les directeurs, appelés à statuer sur la question de savoir s'il convenait de négocier ces billets ou de les conserver, optèrent pour leur négociation, qui produisit 2,694 livres 10 sous, lesquels furent versés à la Maison des orphelins [2].

La lune de miel entre le bureau des directeurs et les officiers de l'hôtel de ville va reparaître; ce ne sera pas pour longtemps.

La requête adressée par les premiers et fortement appuyée par l'intendant général a reçu un accueil favorable et, le 15 janvier

---

1. Le vieux dictionnaire de droit, dont j'ai déjà parlé, définit ainsi la loterie : « Jeu de hasard où l'on met des lots de marchandises ou des sommes d'argent; on mêle plusieurs billets noirs et blancs; sur les uns sont inscrits les lots mêmes ou les numéros qui marquent un bon lot; sur les autres, rien. Chacun en achète telle quantité qu'il lui plaît. Ces billets sont ensuite distribués au sort, quelques-uns tirent de bons lots et la plupart des autres rien du tout. » — C'était pour l'État une manière comme une autre de battre monnaie, car pour un billet simple, il avait 18 chances contre 15; pour un ambe ou billet double, 1,602 chances contre 270 et ainsi de suite en augmentant progressivement.
Les loteries étaient fort en honneur sous les règnes de Louis XIV et de Louis XV. — La loterie de France avait une roue établie dans chacune des villes de Paris, Lyon, Strasbourg, Bordeaux et Lille.
2. Ce modeste héritage avait donné lieu à un petit incident entre le bureau des directeurs et le sieur Richardin, gardien des scellés, qui pour son gardiennat pendant 50 jours n'avait pas craint de réclamer une somme de 200 livres. — Le bonhomme, comme on le voit, n'y allait pas de main morte.
Les directeurs lui offrirent 30 sous par jour, en ajoutant que c'était plus que suffisant; il s'empressa de les accepter.

1767, M. Parmentier, procureur du roi, se présente à l'assemblée du bureau des directeurs et lui annonce :

« Que par une délibération du 29 juillet précédent les magistrats de l'hôtel de ville ont déterminé qu'il serait à l'avenir tiré sur les revenus de cette ville *la somme de vingt mille livres* AU MOINS, pour être employée à l'entretien de la maison de force et de l'établissement en faveur de 10c pauvres des deux sexes ordonné par le feu roi.

« Et que cette délibération ayant été approuvée par Mgr l'intendant par son ordonnance du 21 décembre, l'hôtel de ville a déjà fait expédier un mandement de la somme de 10,000 livres à toucher sur son receveur, pour aider à faire l'emplette des blés nécessaires pour l'aumône publique. »

Le procureur du roi ajoute qu'il est juste de dresser un monument de reconnaissance de ce bienfait, qui tend non seulement au soulagement des pauvres, mais encore à la décharge des citoyens qui se trouvent dispensés par là d'être taxés à un rôle annuel pour le besoin des pauvres.

Pourquoi il requiert qu'il plaise à MM. les directeurs ordonner l'enregistrement : de la délibération de l'hôtel de ville du 29 juillet dernier, de l'autorisation de Mgr l'intendant et du mandement du 30 décembre ; requérant, en outre, qu'il soit nommé une députation pour aller, au nom du bureau des pauvres, *témoigner à Messieurs du Magistrat la reconnaissance que le bureau ressent de la protection singulière qu'ils veulent bien accorder aux pauvres dans leur délibération du 29 juillet dernier et les prier de la perpétuer.*

Et attendu que ladite somme de 20,000 livres doit tenir lieu de la levée qui se faisait annuellement sur les habitants de Lunéville par la taxe du rôle des pauvres, ordonner que pour l'avenir on se dispensera de procéder à la confection dudit rôle.

Le bureau, faisant droit aux réquisitions du procureur du roi, prend une délibération conforme.

Pour faire face aux charges de la ville relativement aux dépenses qui précèdent, les officiers municipaux ont arrêté de se pourvoir auprès de Sa Majesté à l'effet d'obtenir qu'il continuera à être perçu, pendant les neuf années à courir du 1er janvier 1768, certains droits d'octroi sur les bestaux, les grains et les boissons, qui seront consommés en la ville de Lunéville[1].

M. Lécuier dit de Toule, ci-devant écuyer du feu roi de Pologne, lègue par son testament aux pauvres de Lunéville, où il a demeuré pendant trente ans, une action des fermes au capital de 1,000 livres avec deux coupons de 25 livres chacun et 4 dividendes de 7 livres 10 sous chaque.

Le bureau des directeurs autorise l'un de ses membres à vendre cette action dans les meilleures conditions possibles[2].

1768.

26 août. — Un des directeurs est autorisé à acheter 600 resaux de blé de la récolte pour les remettre dans les magasins de Nancy.

1769.

17 avril. — Le procureur du roi donne lecture au bureau d'une décision de Mᵍʳ l'intendant de la Galaizière en date du 3 mars précédent rendue en ces termes :

Nous ordonnons que les officiers municipaux feront remettre au receveur et aux directeurs dudit bureau la somme de dix mille livres,

---

1. Pour chaque mesure de vin encavée 8 sous 6 deniers ; celui provenant du crû et concrû des bourgeois sera franc d'encavage. — Pour chaque mesure de vin, même du crû et concrû qui sera vendue en détail 25 sous 6 deniers ; à l'exception en faveur des aubergistes et cabaretiers tenant enseigne à pied et à cheval de 16 mesures dont ils seront exempts. Pour chaque mesure d'eau-de-vie, eau d'anis ou autre liqueur vendue en détail 34 sous. Pour chaque mesure de bière ou de cidre vendue en détail 8 sous 6 deniers. Pour chaque resal de blé qui sera conduit au moulin 8 sous 6 deniers. Pour chaque resal de seigle, méteil, orge ou orgée 4 sous 3 deniers. Pour chaque resal d'avoine 2 sous 3 deniers. Pour chaque bœuf tué dans les boucheries 43 sous. Pour chaque vache ou génisse 26 sous. Pour chaque porc 17 sous. Pour chaque veau 8 sous 6 deniers. Pour chaque mouton, brebis, bouc et chèvre 4 sous 3 deniers.

2. On désignait sous le nom de fermes du roi, les traités faits par le roi des droits qui lui appartenaient ; ceux qui se chargeaient du recouvrement de ces droits étaient appelés « fermiers du roi ou fermiers des domaines ».

L'adjudication des fermes se faisait au conseil de direction, trois ou six mois avant l'expiration des baux ; toutes personnes solvables ou bien cautionnées étaient reçues à faire les enchères par la bouche des avocats ; l'adjudication se faisait à l'extinction de la chandelle au plus offrant et dernier enchérisseur.

L'adjudicataire formait alors, pour l'exploitation de son entreprise, une société par actions, et trois jours après l'adjudication il était tenu de fournir un état certifié par lui des noms et surnoms de ceux qui étaient intéressés dans l'affaire, avec indication des parts et portions qui leur appartenaient dans la société.

dont le terme de paiement est échu le 1ᵉʳ janvier, à l'effet de quoi il sera expédié mandements qui nous seront rapportés pour être visés.

Autorisons lesdits directeurs à choisir une maison pour y loger les enfants, dont le prix sera payé sur les deniers d'octroi de ladite ville, conformément à l'article 11 des lettres patentes et au moyen des offres faites par lesdits directeurs, de recevoir par préférence les enfants à la charge de la ville dès qu'ils auront atteint l'âge de 6 ans; ordonnons que la ville leur fournira les aliments jusqu'à ce qu'ils soient parvenus à cet âge.

Sur la réquisition du procureur du roi qu'il soit délibéré sur le parti à prendre, le bureau arrête *qu'étant convenable d'en agir d'une façon honnête avec MM. de l'hôtel de ville,* deux de ses membres se présenteront à l'assemblée communale pour lui communiquer la décision dont il s'agit et l'inviter à concourir au choix à faire d'une maison pour y loger les enfants et à ce qu'il sera nécessaire de faire ultérieurement.

2 juin. — Le bureau ayant pris connaissance de la délibération de MM. les officiers municipaux de Lunéville en date du 26 mai qui approuve que le bureau choisisse et achète une maison pour y loger les pauvres enfants orphelins, dont le prix sera pris et payé sur les deniers d'octroi de la même ville, accepte avec reconnaissance et contentement, souhaite que MM. lesdits officiers fixent la somme qu'ils consentent à employer à cette acquisition, leur observant *que plus la somme sera considérable, plus la maison sera spacieuse et de là plus en état de contenir un grand nombre d'enfants, ce qui tendra toujours davantage au plus grand secours des pauvres.*

10 novembre. — Il a été convenu et unanimement délibéré que si la ville de Lunéville ne veut point faire construire une maison, il est à propos et convenable d'acheter celle qui appartient aux héritiers Folmar, déjà occupée par les pauvres orphelins, composée de six pièces au rez-de-chaussée, d'une cour, d'une boulangerie, d'un jardin potager et d'une grande écurie ensuite.

Cependant toute considérable que soit cette maison, il n'y a point de greniers pour y loger les blés et les laines qui se consomment journellement.

Il ne sera jamais possible d'y loger et recevoir plus de 100 en-

fants orphelins des deux sexes, tandis que la bonne réussite de
cet établissement, la bonne fabrication des étoffes et le débit qu'on
en a, inspirent la plus haute confiance et l'espérance de pouvoir
bientôt augmenter le nombre des pauvres enfants orphelins, ce
qui ne se pourra jamais, si l'on se borne à l'acquisition de la maison des héritiers Folmar.

En sorte qu'il est très à souhaiter que MM. les officiers municipaux se déterminent à faire l'acquisition de la maison voisine
appartenant au sieur Jean-Claude Gouvenoux, ce qui mettra la
Maison des orphelins dans un très grand avantage *qui sera toujours au profit de la ville ;*

C'est pourquoi, il a été définitivement résolu sous le bon plaisir
de M⁡ˢʳ l'intendant que MM. les officiers municipaux achèteront
incessamment lesdites deux maisons joignantes, l'une appartenant aux héritiers de la dame Folmar et l'autre au sieur Gouvenoux, pour y loger les enfants orphelins des deux sexes, et dans
lesquelles *la ville fera et continuera à faire à perpétuité les ouvrages, entretiens et réparations nécessaires.*

A M⁡ˢʳ l'intendant sur l'ordre et l'indication duquel des achats
d'étoffes avaient été faits dans la Maison des orphelins, le bureau
des directeurs adresse une lettre de remerciements et ajoute :

*S'il n'y a point encore de traités faits pour les renfermeries[1] de
Bar, d'Épinal et de Zarguemines (sic), nous prenons la liberté
d'offrir nos services à Votre Grandeur, qui est maîtresse de nous
procurer la fabrication des étoffes nécessaires.*

*Nous sommes informés que dans peu de jours Votre Grandeur
prendra la peine de se rendre en cette ville de Lunéville ; il serait
bien à souhaiter qu'elle eût la complaisance de passer dans la Maison
des orphelins ; outre la satisfaction bien sensible que nous en rece-
vrions, cela imprimerait beaucoup sur le public.*

1770.

26 janvier. — M. Chevalier, receveur, présente au bureau un
congé de la part des héritiers de la dame Folmar, propriétaire de

---

1. Vieux mot qui doit vouloir dire : prisons.

la maison où logent les orphelins, avec intimation d'en sortir et de la vuider à la Saint-Georges;

M. Chevalier est désigné par le bureau pour donner communication de ce congé à MM. les officiers de l'hôtel de ville, avec invitation de faire toutes les diligences pour procurer, soit à titre de propriété, soit à titre de location, une maison convenable et suffisante pour y loger tous les pauvres enfants orphelins.

Les héritiers Folmar ont certainement voulu brusquer la situation et leur mise en demeure d'évacuer, dans le délai de trois mois, l'immeuble qui était loué à l'hospice des orphelins, ressemble étonnamment à ce qu'on appelle ordinairement *la carte forcée.*

De l'achat des deux maisons Folmar et Gouvenoux nous restons sans nouvelles, lorsque nous lisons dans la délibération du bureau des directeurs du 18 mai 1770, ce qui suit :

Le sieur Thévenet a présenté les plan, devis et état estimatif des ouvrages à faire pour la réunion des deux maisons achetées par la ville de Lunéville et destinées au logement des pauvres orphelins, dont les frais sont mis à la charge de la même ville par lettres patentes du feu roi.

Dans cet entrefilet, il s'agit évidemment des maisons Folmar et Gouvenoux, acquises par la ville et dont les titres de propriété doivent se trouver dans les archives municipales.

Voilà donc l'œuvre des orphelins définitivement logée.

A la suite de ces acquisitions, MM. les officiers municipaux pensaient que la ville se trouvait désormais affranchie de toute espèce de charges vis-à-vis de cette maison, prétendant qu'elle avait des ressources plus que suffisantes pour se soutenir à raison des bénéfices qu'elle retirait de la vente de ses étoffes, des revenus dont elle jouissait et par-dessus le marché des 20,000 livres qu'elle percevait annuellement de la ville.

Mais le bureau des directeurs n'entend pas de cette oreille !

C'est avec peine et regret, répond-il, qu'il voit que MM. les officiers municipaux prennent la difficulté avec autant de chaleur que si les deniers venaient de leurs poches pour entrer dans celles des directeurs, qui ne se prêtent que par un motif de charité et sans le moindre intérêt à une direction que le plus pieux de tous les rois a bien voulu leur confier.

L'objet de la difficulté est que la ville de Lunéville a toujours été chargée de la nourriture des pauvres enfants orphelins, délaissés et abandonnés de père et de mère. Le nombre n'en a jamais été fixé; il a été laissé à la prudence et à la charité de MM. les officiers municipaux; qu'il soit fixé à 12 ou 15 ou 20, cela est égal au bureau des directeurs.

MM. les officiers municipaux veulent être déchargés de cet entretien et, pour y parvenir, ils disent :

1º Que lorsqu'ils se sont prêtés à fournir des sommes considérables pour former l'établissement des orphelins, il n'a pas été entendu qu'après cet effort, il en resterait encore au compte de la ville;

2º Que la maison des pauvres orphelins élevée en manufacture a des fonds et des revenus, des bénéfices provenant de la fabrication des étoffes et une subvention de 20,000 livres de la ville ; que tout cela doit être plus que suffisant pour l'entretien et la nourriture de 100 enfants orphelins environ, ce qui fait 200 livres par chacun ;

3º Qu'on ne reçoit que des enfants en état de travailler et de gagner et que tout le monde les prendrait à ce prix ;

4º Qu'au moyen de l'acquisition des maisons, MM. les officiers municipaux s'attendaient que la ville ne serait plus chargée de rien.

Le bureau se trouve forcé de détruire ces faits qui ne sont pas exacts.

D'abord, il oppose avec succès l'article 13 des lettres patentes qui porte *qu'aucun enfant orphelin ne sera reçu qu'il n'ait atteint l'âge de six ans.* En second lieu, il fait remarquer que la même question a déjà été agitée et décidée par Mgr l'intendant, le 3 mars 1769, en faveur du bureau ; sa décision portant expressément que la Maison des orphelins ne sera chargée des enfants que lorsqu'ils auront atteint l'âge de six ans et que jusque-là la ville continuera à leur fournir des aliments.

Les directeurs ne peuvent et ne doivent s'écarter de ces deux décisions qui ont pour eux force de loi. Si dans le nombre des enfants actuellement à la charge de la ville, il s'en trouve qui aient atteint l'âge de six ans, il faut les présenter à la Maison des orphelins où on les recevra sans retard et sans difficulté.

Mal à propos, MM. les officiers municipaux avancent qu'en offrant annuellement une somme de 20,000 livres, il n'a pas été entendu qu'ils resteraient chargés des petits enfants orphelins, car pour être libérés d'une redevance, il faut une expression formelle ; or, si l'on parcourt les lettres patentes du 25 juin 1764, on n'y trouvera pas un mot pour étayer la prétention de MM. les officiers municipaux, qui ne doivent en aucune façon regarder la somme de 20,000 livres, qu'ils paient annuellement, comme un épuisement de leur caisse ; car sans cela, ils n'auraient point obtenu la surcharge du droit de gabelle¹ sur les cabaretiers et la décharge du rôle des ponts et chaussées et de celui de l'aumône publique.

À la deuxième objection, le bureau répond qu'il ne connaît de revenus fixes à la Maison des orphelins qu'environ 250 livres provenant de la donation de la demoiselle Grénérade ; que dans les 20,000 livres qu'il reçoit annuellement, il faut en retrancher au moins 8,000 pour le pain de l'aumône publique qui se distribue à la décharge de la ville le mardi de chaque semaine et qui montera cette année à près de 12,000 livres; outre cela, le maître boulanger, le bois pour cuire le pain, l'aumônier, le maître d'école, les maîtres ouvriers, les pensions des chères sœurs, ce qui réuni réduit tout à coup la prétendue pension de 200 livres à 60 livres au plus.

La troisième objection se détruit par le fait, puisque l'on reçoit des enfants dès l'âge de six ans et qu'on ne les garde que jusqu'à celui de seize ans et il est de notoriété publique qu'un enfant de six ans est peu, pour ne pas dire point du tout en état de travailler et de gagner un sou, surtout parce que, venant de pauvres personnes, il est dans le plus mauvais état lorsqu'on le reçoit.

En vain oppose-t-on l'acquisition des maisons aux frais de la ville ; si cet objet est avantageux à l'établissement, cela reflue au profit de la ville qui a eu l'attention d'en stipuler l'acquisition en toute propriété pour elle-même *dans le cas de suppression de tout l'établissement ;* au surplus, elle s'est réservé les greniers, une maison de force ; au moyen de quoi son ancienne maison de ce nom lui sert pour loger l'*étapier*².

Au surplus, pourquoi faire tous ces reproches aux directeurs

---

1. On donnait le nom de gabelle à un impôt perçu au profit du roi sur le vin et principalement sur le sel ; c'est de ce mot que le peuple a fait le nom de *gabelou,* sous lequel il désignait les employés chargés d'assurer la perception de cet impôt. Depuis il les a transformés en rats de cave.

2. On nommait ainsi celui qui était chargé de fournir les provisions aux gens de guerre de passage.

du bureau qui ne font rien qu'aux yeux du public pour le plus
grand bien des pauvres ? C'est chercher à les rebuter, tandis qu'on
devrait exciter leur zèle, qui n'a d'autre mobile que le soulagement des pauvres et la réussite d'un établissement qui deviendra
de plus en plus avantageux aux pauvres orphelins de la ville[1].

Ce plaidoyer, soumis à Mgr l'intendant de La Galaizière, obtint
son approbation et le 16 octobre 1770 il rendit une ordonnance
aux termes de laquelle celle du 3 mars 1769 devait être exécutée
suivant sa forme et teneur ; en conséquence, la ville de Lunéville
est et demeure chargée, jusqu'à nouvel ordre, de l'entretien des
pauvres orphelins de la ville qui sont au-dessous de l'âge de 6 ans.

1771.

Dans les premiers jours de l'année 1771, le représentant du roi
en Lorraine réclame pour la deuxième fois les 600 resaux de blé
prêtés à la Maison des orphelins en 1766 et qui n'avaient pu être
rendus jusque-là.

Cette réclamation met les directeurs hors d'eux-mêmes, à en
juger par ce passage de leur réponse :

Les directeurs osent vous rappeler les termes des lettres patentes
du 15 juin 1764 avec la plus haute confiance, avec la plus vive insistance et avec le plus profond respect : *C'est au nom de 100 pauvres
orphelins que les directeurs se jettent dans vos bras, Monseigneur, et
nous sommes sûrs que Votre Grandeur ne se retirera pas pour les
laisser tomber.*

Après cette touchante supplique, le bureau propose de rendre
ces 600 resaux par tiers, le premier à Noël 1771 et chacun des
deux autres au même jour des deux années suivantes.

---

1. De tout ce qui précède, il résulte que le logement des pauvres orphelins incombait
à la ville.
Partant de ce principe, les directeurs, il me semble, auraient pu, dans leur réponse,
opposer aux officiers municipaux l'argument suivant : « Vous nous avez acheté deux
maisons, c'est vrai ; mais, comme vous étiez contraints de nous assurer notre logement, en faisant cet achat, vous avez tout simplement capitalisé le montant de notre
loyer. Vous étiez, en un mot, dans la situation du débiteur d'une rente perpétuelle qui
a trouvé avantageux de s'affranchir du service de cette rente en la rachetant au moyen
du versement du capital ! Nous en concluons que l'achat des deux maisons nous laisse
les uns vis-à-vis des autres dans le même état que celui que nous avions auparavant,
quant au surplus de vos obligations. »

Mais l'intendant reste sourd à ces supplications, et, dans une lettre du 24 janvier, il exige que le remplacement des 600 résaux de blé soit effectué dans le mois suivant.

Nouvel émoi et nouvelle délibération dans laquelle on lit ceci :

Il est constant que les directeurs se sont personnellement obligés au remplacement desdits 600 resaux de blé; ç'a été de leur part une bonne volonté qui ne doit pas tourner contre eux et, si on le fait, c'est à la charge du droit de recours contre la maison et, en l'exerçant, sa ruine deviendra inévitable. Aussi, espèrent-ils que Mgr l'intendant agréera la délibération du 15 janvier, ne pouvant faire mieux dans la circonstance et la misère du temps.

Et pour le cas où Sa Grandeur n'accorderait pas les délais demandés pour la restitution des 600 resaux de blé, le bureau sollicite l'autorisation de faire vendre les marchandises faites et à faire, ensemble les meubles de la maison des orphelins pour subvenir à cette restitution, aucun moyen ne leur restant pour remplir cet objet.

17 mai. — Nouvelle lettre de Mgr l'intendant concernant les 600 resaux de blé et itérative protestation du bureau, invoquant les mêmes raisons d'impossibilité.

1772.

12 juin. — Le bureau écrit à Mgr l'intendant pour lui offrir un à-compte de 200 resaux.

C'est à n'y plus rien comprendre ! Nous avons vu il y a un instant que le 26 août 1768, un des directeurs a été autorisé par le bureau à acheter 600 resaux de blé de la récolte de la même année, pour les remettre dans les magasins de Nancy; nous voyons ensuite qu'aujourd'hui les directeurs offrent 200 resaux à valoir, puis le 14 octobre suivant on va constater que les 600 sont encore dus en totalité et que l'intendant a donné des ordres positifs pour leur remplacement.

Le bureau continue à se cantonner dans les mêmes raisons que celles déjà invoquées par lui précédemment, au point de vue de l'impossibilité, de la solidarité et du recours; finalement, il demande un délai d'une année pour effectuer le remboursement en argent à raison de 17 livres le resal, prix plutôt susceptible de diminuer que d'augmenter.

1773.

19 juin. — Dans la délibération de ce jour, le bureau considérant que la réunion de la recette des différentes maisons de charité de cette ville pouvait nuire au bien particulier de chaque maison et aller même contre l'intention de Sa Majesté Polonaise qui, en incorporant et unissant les trois établissements de charité, a voulu que les revenus de chacun d'eux demeurassent distincts et séparés, arrête avec l'agrément de M⁸ʳ l'intendant de diviser lesdites recettes et de nommer un receveur particulier pour chacune desdites maisons.

Quelques semaines après, nous assistons à de nouveaux tiraillements entre le bureau de la Maison des orphelins et l'hôtel de ville; M. Gallois, receveur de cette maison, expose: qu'elle est poursuivie par le sieur Jacquot en paiement de la somme de 3,361 livres 17 sous à lui redue sur les blés fournis; que le Coton a encore d'autres dettes urgentes, montant ensemble, indépendamment des 600 resaux de blé, à 13,000 livres; qu'il n'y a d'autres ressources présentes que la somme de 3,582 livres 17 sous redue par la ville sur celle qui aurait dû être payée au 1ᵉʳ janvier dernier, d'une part, et celle de 10,000 livres qu'elle devait payer au 1ᵉʳ juillet.

Le receveur s'est adressé pour toucher ces sommes au receveur de la ville qui a répondu qu'il ne pouvait rien donner, que les revenus de la ville jusqu'à ce jour étaient consommés ou employés.

Pour vérifier le fait, il est allé trouver le fermier des octrois qui lui a dit avoir encore entre les mains la somme de 5,400 livres et, sachant que le receveur de la ville voulait percevoir cette somme sans lui en remettre un sou, il en a fait opérer la saisie-arrêt entre les mains du fermier en vertu de l'ordonnance de M⁸ʳ l'intendant, mise au bas du mandement expédié à cet effet; qu'il est instant de prendre un parti qui puisse sauver la maison en empêchant la poursuite des créanciers et en procurant les ressources nécessaires pour faire les provisions.

M. Parmentier, procureur du roi, déclare:

Que c'est à la faveur de la concession de 20,000 livres par elle faite à la Maison des orphelins que la ville a obtenu une augmentation des droits d'octroi telle, que l'octroi sur le débit de vins est triplé, en sorte que la ville retire beaucoup plus de cette augmentation que la somme de 20,000 livres qu'elle a accordée pour l'obtenir ;

Que, tandis que le bureau remplit, de son côté, les conditions de la concession, la ville y manque du sien ; le receveur ne paie jamais au terme, quoiqu'il se fasse payer exactement des octrois, ce qui cause un préjudice notable au bureau, en ce qu'on ne peut faire à temps les provisions nécessaires faute d'avoir les deniers et de pouvoir compter sur les termes ; que, d'ailleurs, la maison perd la confiance des fournisseurs et son crédit, parce qu'on manque toujours à faire honneur aux paiements, etc., etc ;

Qu'il y a lieu de se pourvoir auprès de Mᵍʳ l'intendant et le supplier d'ordonner que la somme de 20,000 livres, payable annuellement sur les deniers d'octroi, sera touchée par parties égales de trois mois à autres par le receveur de la Maison des orphelins des mains du fermier des octrois ; et qu'à l'égard de la somme de 5,400 livres qui est arrêtée actuellement entre les mains dudit fermier, il sera tenu de la remettre entre les mains du receveur de la Maison des orphelins, à-compte des 13,582 livres 17 sous qui sont dus d'arrérages.

A cette mercuriale, le maire de Lunéville, M. Lasnière, répond qu'en sa qualité de chef de l'hôtel de ville comme du bureau de la Maison des orphelins, il en devait également soutenir les intérêts et avec impartialité ; qu'en conséquence, il ne pouvait approuver la saisie faite au préjudice de la ville entre les mains du fermier de ses octrois ;

Qu'auparavant, on aurait dû au moins en conférer avec lui, éprouver s'il n'y avait pas moyen de concilier les choses avec l'échevin trésorier et, dans le cas contraire, recourir à l'autorité de Mᵍʳ l'intendant pour être autorisé à faire cette saisie qui se trouve, sans cette précaution, irrégulière et prohibée par l'édit du roi portant création de juges municipaux [1].

---

1. Tout mauvais cas est niable ; l'ordonnance mise au bas du mandement n'était autre chose qu'une autorisation.

Suit une longue dissertation relative au paiement des 20,000 livres sur la ferme des octrois, sur ce *qu'il y a d'autres objets plus indispensables que la Maison des orphelins, sur ce que l'établissement de cette maison a ruiné la ville, etc., etc.*

Finalement, après avoir beaucoup discuté et entassé arguments sur arguments, M. le maire royal termine sa harangue par où il aurait dû la commencer, en en retranchant tout le surplus, puisque sa conclusion est celle-ci :

A l'avenir, l'échevin trésorier sera tenu de payer par quartier, aux mêmes termes que le fermier des octrois, ladite somme de vingt mille livres au receveur de la Maison des orphelins, à raison de cinq mille livres chaque quartier et par préférence à toutes autres dettes de l'hôtel de ville non privilégiées et désignées par Mgr l'intendant.

Cette discussion donne la mesure de l'intérêt que le maire royal portait à la Maison des orphelins et, par ce qui précède, l'on a pu constater que la lutte, un instant interrompue entre le bureau des directeurs et les officiers de l'hôtel de ville n'avait pas tardé à se reproduire ; et il faut bien reconnaître que si cette lutte a pu se terminer à l'avantage de la Maison des orphelins, c'est grâce à la fermeté et à l'inébranlable ténacité de ses administrateurs.

Sentant en leur conscience qu'ils avaient pour eux le bon droit, se sentant, de plus, soutenus par le procureur, représentant l'autorité royale, ils n'ont pas lâché pied un seul instant en présence d'adversaires qui, grâce à cette promesse d'une subvention annuelle de 20,000 livres — promesse qu'ils devaient tenir juste pendant six mois — avaient su obtenir une augmentation considérable des droits d'octroi et ensuite essayaient par tous les moyens de prendre la tangente et de se défiler, comme qui dirait à l'anglaise.

1774.

2 décembre. — Laborieuse délibération à la suite de laquelle le bureau décide de mettre en adjudication : 1° une maison, sise à Lunéville, rue Pacatte ; 2° un gagnage de 15 paires, bande Germonville ; 3° et la moitié d'une maison, rue de la Charité, le tout provenant d'un legs fait à la Maison des orphelins par Mme Fran-

çoise Payen, veuve Grenard *dit* Pitchoux (la même qui avait donné à l'ouvroir des orphelines sa maison devant la Charité) pour le prix en provenant être affecté jusqu'à concurrence à payer à la Maison des enfants trouvés de Nancy, la somme de 6,800 livres restant due pour solde des 600 resaux de blé et le surplus être versé dans le roulement de la manufacture.

1775.

Ces immeubles ne furent pas vendus, car le 29 mars, le maire royal est désigné à l'effet de se transporter à Nancy pour passer une reconnaissance de la somme de 6,800 livres au profit de la Maison des enfants trouvés; cette somme restant due sur la fourniture des 600 resaux de blé faite à la Maison des orphelins en 1766.

Quel singulier rapprochement! Une maison d'orphelins devenant débitrice d'une maison d'enfants trouvés; la pauvreté débitrice de la misère.

Ce qui en ressort, dans tous les cas, c'est que cette question des 600 resaux de blé se trouve définitivement enterrée. Comment s'est-elle résolue dans la suite? C'est ce que je ne saurais dire. Je suppose que les 6,800 livres ont dû être payées en assignats pendant la période qui s'étend de 1779 à 1790, sur laquelle les renseignements nous manquent [1].

A la fin de la présente année, M. Parmentier, procureur du roi, qui, ainsi que nous l'avons constaté, a été pour le bureau des directeurs un précieux et vigoureux soutien, donne sa démission de la place de partie publique des établissements de Charité; le bureau, dans une lettre, consigne l'expression de ses regrets.

---

1. D'après une version que je trouve dans le registre privé d'une personne de l'époque, version dont je ne me porte pas garant, bien entendu, le directeur chargé par ses collègues de l'achat de 600 resaux de blé en 1768, faisait lui-même le commerce des grains.
Trouvant qu'il y avait un bon coup à faire, il l'aurait fait pour son compte et il aurait ainsi employé les 4,000 livres de France faisant 5,166 livres 13 sous 4 deniers de Lorraine, qu'on lui avait remises pour cet objet.

1777.

D'un bond nous sautons au 26 avril 1777. A cette date que trouvons-nous? Un incident d'ordre intérieur, j'allais dire de cuisine intérieure, si je ne craignais d'être irrévérencieux envers la mémoire de mes anciens collègues.

Le maire royal a exposé : qu'il était bien désagréable pour les directeurs que le sieur G. ne cessât d'envoyer en secret des mémoires et des projets à M. l'intendant relativement à l'administration des trois établissements de charité ; qu'en agir de cette sorte, c'était manquer à tous égards qu'un directeur d'un même bureau devait aux autres directeurs, puisque c'était les accuser assez directement de malversation ou, au moins, d'incapacité, d'indifférence ou de négligence ; que, dans le cas où un directeur pourrait avoir des vues particulières pour le bien de l'administration, l'honnêteté et la règle voulaient qu'il les communiquât d'abord au bureau pour les examiner et en juger ; que l'erreur où était tombé jusqu'ici le sieur G. aurait dû l'empêcher de continuer à faire de semblables démarches, puisque de tous les mémoires et projets qu'il avait envoyés à M. l'intendant, il n'y en avait pas un seul qui n'eût été désapprouvé ; qu'il en serait de même, etc., etc.

Bref, le sieur G., mis en cause, ne s'est point présenté à l'assemblée, quoiqu'on l'eût fait avertir deux fois et plusieurs jours d'avance. Les propositions qu'il avait adressées à M. l'intendant sont rejetées à l'unanimité du bureau et ce rejet est ensuite approuvé par Sa Grandeur.

Lacune.

Ici, j'ai le regret de constater dans nos archives une immense lacune qui s'étend de 1779 à 1799. Les registres des délibérations du bureau des directeurs nous font complètement défaut dans cet intervalle de onze années. C'est d'autant plus regrettable qu'il eût été très intéressant de connaître dans quelle situation ces hommes dévoués, toujours sur la brèche pour la défense des intérêts des trois établissements confiés à leurs soins, avaient laissé ces établissements à la fin de la monarchie et comment ceux-ci avaient traversé la tourmente révolutionnaire.

J'ai eu un instant entre les mains un opuscule d'une douzaine de pages d'impression, sans nom d'auteur, sans date et sans nom d'imprimeur, intitulé : *Discours prononcé devant les députés des corporations, assemblés à l'Hôtel de ville, pour élire le nouveau comité le 27 août 1789*. Si les faits imaginés qu'il contenait avaient été vrais, nous aurions eu l'explication de la disparition de ces registres, mais ce n'était autre chose qu'un odieux pamphlet dirigé contre le maire royal de Lunéville par un de ses ennemis politiques.

La confirmation de cette opinion m'est venue d'une personne qui procéda tout récemment, dans les archives de la ville de Lunéville, à des recherches historiques sur la même époque.

La dernière délibération, qui porte la date du 22 janvier 1779, est relative à la prétention de M. Le Touzé, lieutenant de police, d'assister aux assemblées du bureau avec voix délibérative et avec la qualité d'administrateur des établissements charitables.

Relativement à la Maison des orphelins, on lit dans un rapport du 12 mai 1810 :

Jusqu'à l'établissement du gouvernement républicain, cette maison, administrée d'abord par trois sœurs hospitalières de Saint-Charles, l'a été ensuite par six, recevant en dernier lieu jusqu'à 100 enfants et même plus, car on voit qu'en 1786 le nombre en était porté à 120, ayant des bâtiments et des jardins très vastes provenant tant de donations que d'acquisitions.

Elle réunissait alors plusieurs moyens industriels de bonification, tels que la filature, la couture, la dentellerie, la tisserie, la teinturerie ; elle jouissait encore d'un foulon[1] avec 10 ou 13 fauchées de prés par bail emphytéotique jusqu'au 23 avril 1816.

1790.

12 janvier. — M. Mengin, procureur de la commune, requiert les membres du corps municipal — les fonctions des anciens administrateurs de l'hôpital Saint-Jacques ayant cessé en vertu de l'ar-

---

1. Moulin dans lequel se trouvaient des machines à fouler les draps ; au cas particulier, il s'agit du moulin de Xerbéviller.

ticle 50 du décret de l'Assemblée nationale du 14 décembre 1789
— de se transporter à l'ancien bureau d'administration de cette
maison pour dresser acte de cette présentation sur le registre.

Immédiatement il est décidé que les membres du corps municipal vont se transporter à l'hôpital Saint-Jacques et qu'après s'être
fait représenter le registre des délibérations des anciens administrateurs, il serait écrit sur icelui l'acte qui suit :

Le Conseil municipal de la ville de Lunéville, en exécution des
lettres patentes du roi sur les décrets de l'Assemblée nationale pour
la constitution des municipalités et ensuite de son installation du jour
d'hier, s'est transporté au bureau de l'hôpital, où étant, il a dénoncé
ses qualités à la sœur Marie Badel, supérieure de cette maison, avec
déclaration que c'est lui qui désormais sera chargé de cette administration et recevra le compte de la précédente.

De quoi, il a été dressé le présent procès-verbal avec invitation au
sieur Christophe, receveur, de continuer ses fonctions jusqu'à ce qu'il
y aura été pourvu autrement.

Signé : DAUSSE, DELORME, DROUIN, JOLY, MENGIN, GEORGEAT,
PERROTEY, HABLAUT, GUIBAL, BAILLY, PERRIN et RICHARD.

Les délibérations suivantes ne contiennent que des ordres de
paiement et l'examen des comptes fournis par la supérieure.

1793.

18 septembre. — Extrait de la délibération de ce jour :

Le Conseil général de la commune assemblé à l'extraordinaire, en
suite de la convocation qui en a été faite, le procureur de la commune
a dit que des mesures de sûreté publique avaient déterminé le conseil
de surveillance à faire mettre en arrestation le citoyen Périn, médecin
stipendié de l'hôpital de cette ville et des autres établissements publics, et qu'il était urgent de pourvoir à son remplacement soit provi-
soire, soit définitif.

Le Conseil général, après avoir décidé que le remplacement du
citoyen Périn serait définitif, a désigné unanimement pour le remplacer
le citoyen Dausse, docteur en médecine, avec les attributions attachées
à cette place.

(Suivent vingt signatures.)

Du septième jour du second mois de l'an second de la République une et indivisible (28 octobre 1793).

Mentionnons ici pour mémoire qu'au moment de la réunion de
la municipalité, il a été remis sur le bureau copie d'un procès-
verbal dressé le 4 de ce mois par le citoyen Sonnini, administrateur et commissaire du Directoire du département, revêtu de tous
les pouvoirs du même département pour l'exécution des mesures
révolutionnaires que les circonstances exigent, par lequel il annonce les motifs de suspicion qu'il a découverts sur Marie Badel,
économe de l'hôpital, et qui l'ont déterminé à décerner un mandat
d'arrêt contre elle.

A la suite de cette communication, le bureau municipal décide
de se transporter à cet établissement pour auditionner les comptes
particuliers de l'administration intérieure et qu'il sera pourvu
incessamment au remplacement de l'économe arrêtée, soit par les
hospitalières actuelles, soit autrement, suivant que les circonstances l'exigeront.

Il est à remarquer que la délibération citée plus haut et relative
au remplacement du médecin Périn a été signée par vingt membres, tandis que celle concernant la sœur économe, encore bien
qu'elle porte neuf noms, ne porte en réalité que cinq signatures.

Du 4 frimaire an II (24 novembre 1793).

Séance publique et permanente du conseil général de la commune.

Il a été donné lecture de la loi du 3 octobre dernier, relative
aux filles attachées aux ci-devant congrégations qui n'ont pas
prêté le serment déterminé par la loi.

L'article 1er porte « que celles employées au service des pauvres, au soin des malades, à l'éducation et à l'instruction, et qui
n'ont pas prêté le serment, sont dès maintenant déchues de toutes
fonctions relatives à ces objets ».

Le Conseil général considérant que, jusqu'à présent, aucune loi
n'avait obligé les hospitalières employées au service des pauvres et
au soin des malades à prêter le serment civique; au moyen de
quoi, celles de Lunéville n'avaient été ni requises, ni inquiétées à
ce sujet; qu'il était à propos de leur faire connaître les dispositions
du décret duquel lecture vient d'être faite et de les sommer de

prêter le serment que la loi prescrit, que leur soumission ou leur refus réglera la conduite du Conseil;

Considérant que depuis l'arrestation de l'économe de l'hôpital, le désordre a régné entre les filles hospitalières de cette maison, que le défaut de supérieure fait craindre le dépérissement des effets et même leur divertissement, qu'il est très urgent de placer à la tête de cet établissement un républicain d'un patriotisme connu et d'une probité sans reproche, etc., etc.;

Par ces considérations et ouï sur le tout le procureur de la commune, le Conseil général arrête que les citoyens André et De-lorme, officiers municipaux, Laroche et Demange, notables, à la participation du procureur de la commune, se transporteront de-main à l'hôpital de cette ville, donneront lecture aux filles hospitalières du décret du 3 octobre, requérant ces dernières de prêter le serment prescrit par la loi, le recevront de celles qui l'offriront et du tout dresseront procès-verbal.

Quelques jours après, les commissaires nommés se présentent à l'hôpital : deux des sœurs hospitalières seulement, la sœur pharmacienne et une sœur adjointe à la lingère obtempèrent à la loi en prêtant le serment qu'elle prescrit. La majeure partie refuse de continuer le service.

La sœur pharmacienne, Béatrix Henry, était attachée à l'hôpital depuis environ 36 ans et elle y avait rendu de nombreux services.

20 frimaire an V-11 décembre 1796. — L'hospice des orphelins sera dénommé à l'avenir : HOSPICE DES ENFANTS DE LA PATRIE [1].

La loi du 27 frimaire prescrit de recevoir dans les hospices les enfants de la Patrie pour y être nourris et entretenus aux dépens de ces établissements. — Cette loi, qui s'appliquait plus spéciale-ment aux enfants abandonnés, instituait en quelque sorte, sous le nom de dépôt, le tour où les filles-mères mettaient leurs enfants; elle fut remplacée par le décret du 19 janvier 1811, dont l'article 3 est ainsi conçu :

Dans chaque hospice destiné à recevoir des enfants trouvés, il y aura un tour où ils devront être déposés.

---

1. Quelle signification convient-il d'attacher à ce titre pompeux ? S'agissant d'orphelins, il me semble qu'il veut dire tout simplement que la patrie les prend sous sa protection, autrement ce serait un non-sens.

De son côté, l'hôpital prend le nom d'Hospice d'humanité.

An VI.

3o brumaire. — La commission administrative décide qu'à l'avenir elle se réunira trois fois par mois, le nonodi [1] de chaque décade.

Sans la lacune dont j'ai précédemment parlé, nous aurions sans doute pu assister aux difficultés successives éprouvées par la Maison des orphelins dans l'accomplissement de sa tâche ; elle a dû se soutenir avec infiniment de peine par ses propres ressources, toujours plus réduites, et le nombre des orphelins avait dû décroître considérablement, puisque, sans aucune transition, nous apprenons que le 15 nivôse la commission se trouve obligée de procéder au bail par adjudication de la manufacture ; le preneur, moyennant une redevance annuelle, devant profiter du travail des orphelins, mais par contre demeurer chargé de pourvoir à leur nourriture, à leur entretien et à leur instruction.

Cette adjudication est prononcée au profit du citoyen Guyot, pour une durée de trois, six ou neuf années à son choix.

Quelles sont les causes qui ont pu contribuer à la chute de la manufacture de la Maison des orphelins ? Les délibérations sont muettes à ce sujet. Ces causes ont dû être multiples. Mais il en est une assurément qui, à elle seule, a dû suffire à amener ce triste résultat. Je veux parler de la création du papier-monnaie connu sous le nom d'assignats.

Il ne faut pas perdre de vue en effet que, dès leur apparition, les assignats n'étaient pas reçus pour leur équivalent en numéraire, qu'en 1793, c'est-à-dire trois ans après son émission, ce papier n'avait déjà plus que le tiers de sa valeur nominale, qu'au mois d'août de la même année il n'en valait plus que le sixième et qu'en 1796 un louis de 24 livres valait à lui seul 8,000 livres en assignats.

---

[1] Dans le calendrier républicain de 1793, les mois étaient divisés en trois décades de 10 jours chacune ; ces jours s'appelaient primidi, duodi, tridi, quartidi, quintidi, sextidi, septidi, octidi, nonodi et décadi. L'année se complétait par 5 jours (6 dans les années bissextiles) aux dates des 17, 18, 19, 20 et 21 septembre.

Lorsque la planche aux assignats fut brisée, on offrit, il est vrai, en dédommagement à leurs détenteurs sous forme de mandats, un nouveau papier qui ne tarda pas non plus à être déprécié, si bien que toutes les familles qui y avaient eu confiance se trouvèrent ruinées.

La Maison des orphelins fut donc, malgré son étiquette pompeuse : *Enfants de la Patrie,* une victime de plus de la banqueroute nationale.

On aura une idée exacte de sa détresse en lisant dans les délibérations cette phrase lamentable :

Des secours à domicile ne peuvent être, quant à présent, donnés à un enfant, attendu qu'il n'y a point de fonds.

La pénurie est telle que, pour économiser des frais de port, la commission — réclamant le paiement des mandements ordonnancés au profit de l'hospice des enfants de la Patrie — met sous une seule et même enveloppe trois lettres adressées, l'une à un représentant du peuple, la deuxième au ministre de la guerre et la troisième aux administrateurs généraux des hospices militaires ! (Séance du 4 pluviôse.)

Cinq jours après, la commission ayant repris la délibération du 4, relativement aux lettres à écrire en réclamation de paiement de mandements, décide qu'il sera encore écrit deux autres lettres, savoir : une aux commissaires de la Trésorerie nationale, l'autre au ministre de l'intérieur, sous la même enveloppe à l'adresse du citoyen Boulai[1] ; que ces lettres seront mises à la poste le jour même après les avoir affranchies et que le montant de l'affranchissement sera passé en compte au directeur de l'hospice.

19 pluviôse. — Le bail par adjudication de l'hospice des enfants de la Patrie au profit du sieur Guyot, moyennant, outre les charges, une redevance annuelle de 624 fr., ayant été approuvé, il est procédé à l'inventaire avec estimation des meubles, effets de ménage et de travail qui doivent être remis au bailliste ; quant aux marchandises fabriquées qui ne font point partie du bail du sieur Guyot, on convient qu'elles seront mises en vente le 21 ven-

---

1. Le même, sans doute, qui s'est fait appeler plus tard Boulay de la Meurthe.

tôse dans la Maison des orphelins et que le prix en provenant sera employé à l'acquit des dettes arriérées et urgentes.

9 ventôse. — La commission reçoit de l'administration une invitation à se rendre *à la célébration du décadi* qui commencera à dater du lendemain, conformément à l'arrêté de l'administration centrale.

On sait que dans le calendrier républicain le décadi ou dixième jour de la décade était, comme aujourd'hui le dimanche, consacré au repos.

Les livres élémentaires désignés par l'Instruction publique seront fournis par la commission des hospices aux enfants de la Patrie, savoir :

La Constitution ;

Le catéchisme républicain de Chabanière ;

Et un troisième ouvrage dont le nom est resté en blanc, ce qui est vraiment regrettable.

Question grave ! Les membres de la commission sont-ils susceptibles d'être commandés de service dans la garde nationale ? Réponse : Il sera écrit une lettre de l'administration municipale pour l'inviter à comprendre les membres de la commission dans la classe des fonctionnaires publics non salariés et non susceptibles du service de la garde nationale.

25 floréal. — Lecture est donnée à la commission d'un arrêté pris par le citoyen Lejeune, sous-préfet de l'arrondissement de Lunéville, ainsi conçu :

Le Sous-Préfet, considérant qu'aux termes de l'article 4 de la loi du 16 messidor an VII, les membres des commissions administratives doivent être renouvelés aux mêmes époques et dans la même proportion que les administrations municipales, et que l'administration municipale de Lunéville vient d'être renouvelée;

Considérant que l'administration des hospices civils de cette commune est composée de cinq membres *et qu'il est juste d'en rendre quelques uns à leurs travaux domestiques;*

    Arrête :

Les citoyens André, Delorme et Perrin cesseront dès ce moment leurs fonctions ;

Les membres sortants seront remplacés par les citoyens Dausse fils,

Saucerotte père, officier de santé, et Curien père, liquoriste, demeurant à Lunéville ;

Lesdits membres sortants rendront, dans le délai de deux décades, compte de leur gestion au sous-préfet, à l'assistance du maire de Lunéville.

A ce congé aussi brutal qu'immérité, donné à des administrateurs qui avaient rempli avec le plus grand dévouement et dans des moments troublés des fonctions pénibles et gratuites, les trois citoyens en quelque sorte révoqués se contentèrent de répondre que la commission n'étant renouvelée qu'en partie, ils ne se croyaient pas tenus de rendre le compte exigé d'eux.

Le sous-préfet, qui s'était présenté à la séance, assisté des citoyens Maire, maire, et Adam, adjoint, dut avouer qu'il avait commis une erreur et que c'était à la commission entière à rendre compte de sa gestion.

Après remise au citoyen Antoine des derniers inventaires des meubles et effets, titres et papiers des hospices renfermés dans les archives, ainsi que des clefs de ces archives, les citoyens Perrin, André et Delorme se retirent et le même jour MM. Dausse, Saucerotte et Curien sont installés à leur place.

On procède ensuite à la nomination du président, après qu'il a été convenu que chacun des membres serait président à son tour pendant trois mois.

9 fructidor. — Le préfet demande que la commission lui remette l'état des enfants abandonnés reçus et existants actuellement dans son hospice, afin de les comprendre dans le reliquat de la collecte qui a été faite pour subvenir au paiement des travailleurs employés à la reconstruction du pont de Kehl.

Le nombre de ces enfants était de onze.

Sur la demande du citoyen Keller, copropriétaire (?) du moulin de Xerbéviller avec l'hospice des orphelins, il est autorisé à faire certaines réparations urgentes. (L'hospice, ainsi que nous l'avons vu précédemment, n'était que locataire par bail emphytéotique.)

An IX.

9 ventôse. — Le citoyen Guyot, adjudicataire de la Maison des

orphelins, a déposé la notice des enfants y existants, portant *cinq mâles et neuf femelles*[1].

9 prairial. — Le maire de Lunéville s'est présenté à la séance et a donné lecture d'une lettre du sous-préfet en date de la veille et ainsi conçue :

En conséquence d'une décision du ministre de l'intérieur du 25 floréal dernier, qui reconnaît les maires des communes où il existe des hospices civils comme membres-nés et présidents des commissions administratives et leur accorde voix prépondérante en cas de partage d'opinion, le maire de Lunéville assistera désormais à vos séances.

La même décision maintient aux sous-préfets la surveillance immédiate sur l'administration des hospices ; je ferai tous mes efforts pour seconder la sollicitude constante avec laquelle le Gouvernement s'occupe à assurer l'existence et la bonne tenue de ces établissements précieux, etc.

Je vous salue.   (Signé : LEJEUNE.)

Immédiatement le maire prend la place du président.

An X.

29 nivôse. — Le sous-préfet, s'appuyant sur une circulaire du ministre de l'intérieur, prétend réunir sous une seule et même administration les hospices et le bureau de bienfaisance.

La commission répond qu'elle ne se croit pas fondée à cumuler avec les siennes les attributions du bureau de bienfaisance.

Sur une nouvelle insistance du sous-préfet, la commission persiste dans son refus en faisant remarquer : 1° que la commune de Lunéville offre dans le nombre de ses habitants une grande latitude pour la composition d'un bureau de bienfaisance ; 2° que l'intention du législateur n'a pas été de lui conférer ces deux attributions ; 3° que l'administration des hospices lui donne déjà de l'occupation et que la plupart de ses membres ne pourraient consacrer au bureau de bienfaisance le surcroît de temps et de soins qu'il exigerait.

---

1. La crudité de ces expressions détonne singulièrement avec le langage habituel de la commission. Si elles émanent du bailliste Guyot, elle a eu le tort de les faire siennes en les transcrivant au registre de ses délibérations, car elles laissent entrevoir l'éducation qui était alors donnée aux pauvres enfants orphelins.

Elle déclare persister dans le contenu de sa lettre du 29 nivôse, tendant à ce que le bureau de bienfaisance ne soit pas réuni à l'administration des hospices ; enfin, elle décide que sa délibération sera adressée au sous-préfet, le tout d'après le vœu unanime de ses membres.

Mais le sous-préfet est un autoritaire ; s'il ne connaît pas les ménagements[1], il ne s'inquiète pas davantage des convenances personnelles des membres de la commission administrative des hospices auxquels il exhibe un arrêté préfectoral leur enjoignant de se charger de l'administration du bureau de bienfaisance et ces derniers, après avoir esquissé quelques velléités de démission, finissent par déclarer que par intérêt et par zèle pour tout ce qui tend au soulagement de l'humanité, ils veulent bien encore sacrifier le temps et les soins que demande la gestion du bureau de bienfaisance.

An XI.

9 pluviôse. — A une pétition du citoyen Speich, boucher, tendant à obtenir le paiement d'une somme de 2,400 fr. à laquelle a été liquidée sa créance sur la ci-devant Maison de charité pour une fourniture de 8,202 livres de viande, faite à cette maison depuis le 14 messidor an II jusqu'au 30 germinal an IV, laquelle pétition a été renvoyée par le sous-préfet à la commission pour y faire ses observations.

Celle-ci fait la réponse suivante :

Considérant que par la loi du 23 messidor an II qui met les biens des hospices sous la main de la nation, leurs dettes passives ont été déclarées nationales ; que depuis cette époque jusqu'à la loi du 16 vendémiaire an V, qui rend à ces établissements la jouissance de leurs biens, la commission du secours a dû pourvoir à leurs besoins ;

Considérant que par la loi du 29 pluviôse an IV, toutes les dettes exigibles des hospices, postérieures au 23 messidor an II, doivent être acquittées sur les fonds particuliers y destinés ; que cela est d'une justice d'autant plus rigoureuse envers les hospices de Lunéville que, pendant la mainmise nationale, non seulement leurs revenus, mais la

---

1. Nous avons vu comment il a traité les anciens administrateurs, André, Delorme et Perrin.

majeure partie de leurs capitaux placés et partie de leurs fonds territoriaux vendus sont passés au Trésor public, sans qu'il ait été fait
aucun remplacement ;

Pense que le réclamant est dans le cas d'être renvoyé à se pourvoir
près du Gouvernement pour obtenir le paiement de ce qui lui est dû
pour la fourniture qu'il a faite.

En admettant que ce raisonnement ait été juste vis-à-vis de
l'État, on ne peut pas dire qu'il l'était au regard du fournisseur,
en vertu de cet adage : *Qui commande paye.*

8 messidor. — La commission des hospices est invitée à se conformer à l'arrêté préfectoral du 28 floréal et à faire l'achat des
nouveaux poids et mesures, à défaut de quoi, elle en sera pourvue
d'office par le préfet.

Le citoyen Guyot, bailliste de la Maison des orphelins, donne
congé pour le 1er ventôse suivant.

An XII.

16 fructidor. — Il est donné lecture d'un arrêté du préfet en
date du 4 courant, pris sur la réclamation présentée par le sieur
Speich, boucher, pour le paiement de 2,400 fr. à lui dus pour
fourniture de viande ; — cet arrêté porte que cette somme sera
acquittée sur les revenus tant ordinaires qu'extraordinaires des
hospices, à la diligence de la commission administrative.

Ladite commission, en reconnaissant la justice rendue au pétitionnaire en lui assurant le paiement de sa créance, répond au
préfet en lui exposant que cette dette ne devait pas être mise à la
charge des hospices et qu'il est impossible de l'acquitter en ce
moment sur la caisse du receveur, à raison des autres dépenses
auxquelles elle suffira à peine.

1806.

A partir du 1er janvier, les mois reprennent leur ancienne dénomination.

16 août. — Lecture est donnée de l'offre souscrite par les
sieurs Brisac fils, de Lunéville et de Metz, de payer 800 fr. pour
loyer de la Maison des orphelins, indépendamment des autres

charges. En même temps, le président a instruit la commission que la société des juifs de Lunéville a déposé 5o fr. pour les pauvres de la ville, pour célébrer par un acte de bienfaisance la fête de Sa Majesté l'empereur et roi.

A la même occasion, la commune a fait un don aux pauvres de la ville.

18 août. — La commission considérant que l'adjudication d'un nouveau bail de la Maison des orphelins, doit procurer un loyer plus avantageux que celui du bail actuel, que l'intérêt de l'établissement ne permet pas de négliger l'occasion d'obtenir davantage ;

Considérant qu'à qui ce soit que le bail puisse échoir, l'éducation des enfants confiés à l'adjudicataire et leur enseignement dans les principes de la doctrine chrétienne, objet dont l'importance est sentie, sera suffisamment assuré par l'obligation imposée au bailliste de fournir à ses frais un instituteur agréé par la commission, etc.

Malgré cela, la mise en adjudication n'a pas lieu et le 13 septembre la commission proroge de trois ans le bail consenti au sieur Houbre, moyennant un loyer de 760 fr. et la charge de fournir un instituteur pour les orphelins.

1807.

19 septembre. — Le sieur Salomon Brisac écrit à la commission qu'il lui offre un loyer annuel de 2,000 fr. pour la partie de la manufacture dite « le Coton », convenable à l'établissement d'une manufacture de drap, l'autre partie restant à la disposition de la commission.

1808.

25 avril. — Le budget préparé pour 1809 constate que la Maison des orphelins destinée à recevoir et à élever gratuitement les enfants de la ville privés de moyens d'existence depuis 6 ans jusqu'à 16 ans, était avant la Révolution administrée par six sœurs de Saint-Charles et recevait de 80 à 100 enfants. Elle se trouve maintenant par la nécessité des circonstances laissée provisoirement à entreprise à un particulier avec ses dépendances mobilières

et immobilières pour un loyer annuel de 760 fr. avec charge de recevoir, entretenir et élever jusqu'à 50 enfants des deux sexes.

Mais ce loyer, au lieu de devenir une ressource disponible pour procurer un mieux-être aux enfants, est toujours bien plus qu'absorbé par les dépenses d'entretien et de réparations de cette maison, restées à la charge de la caisse des hospices.

13 août. — A la séance prochaine, la commission s'occupera du parti à tirer de la Maison des orphelins, sur quoi chaque membre présentera ses observations et ses vues.

5 décembre. — D'après tout ce qui est à sa connaissance sur le régime intérieur de la Maison des orphelins et sur la situation des affaires du bailliste actuel, la commission :

Considérant qu'il est urgent que cette maison soit administrée d'une autre manière ;

Considérant que le vœu public, comme celui de la commission, y rappelle depuis longtemps les sœurs hospitalières qui l'administraient autrefois ;

Considérant que le bailliste actuel ne remplissant pas diverses obligations essentielles de son bail, les unes intéressant la caisse des hospices, les autres concernant la saine éducation des enfants, but principal de l'établissement, il est dans le cas de cesser au gré de la commission la jouissance de son bail ;

Arrête :

1° Le bail actuel sera résilié à partir du 1er janvier prochain ;

2° La Maison des orphelins, à partir de la même époque, sera administrée par trois sœurs de Saint-Charles.

Il est à observer qu'à raison de ses vastes bâtiments, la maison dont s'agit est susceptible de réunir au but principal de sa fondation un usage et une destination propre à procurer sa *bonification* et à présenter en même temps un avantage au public, tel que d'y recevoir des pensionnaires à vie et autres, ayant d'ailleurs une maison de force pour y recevoir des personnes aliénées, on pourrait aussi y recevoir les pauvres valides.

1809.

21 mars. — Ici se place une série de huit questions adressées d'urgence par le préfet à la commission administrative et auxquelles je ne veux pas m'arrêter, d'abord parce qu'elles n'ont

qu'un intérêt très secondaire, ensuite, parce que les réponses qui
y ont été faites se trouvent dans l'analyse des faits qui précède.

L'autorité préfectorale, en les posant, a paru vouloir faire quelque
chose en faveur de l'hospice des orphelins tombé dans une noire
misère ; mais, somme toute, elle s'en est tenue à ce semblant pla-
tonique de bonne volonté.

15 avril. — Entre temps, deux propositions avaient été faites à
la commission : l'une de vendre la Maison des orphelins à l'administration des sœurs hospitalières de Saint-Charles ; l'autre de céder à M. Keller, moyennant 2,000 fr., les droits de jouissance que
ladite maison détenait dans le foulon du moulin de Xerbéviller,
en vertu du bail emphytéotique déjà mentionné, lequel devait
arriver à expiration le 23 avril 1816.

Le préfet ayant ajourné à l'année suivante sa décision sur le projet présenté par la commission de vendre la Maison des orphelins
à la congrégation de Saint-Charles et de plus autorisé le sieur
Houbre à continuer son bail pendant une année, aucune de ces
deux propositions n'aboutit. L'offre de M. Keller n'ayant plus
d'objet, il l'avait retirée au grand regret de ses collègues. Nous
verrons tout à l'heure que le refus dilatoire du préfet a fait perdre
à la Maison des orphelins cette somme de 2,000 fr.

25 mai. — Le commissaire ordonnateur des guerres adresse à
la commission une lettre relative aux prisonniers de guerre éva-
cués dans l'intérieur de l'empire et qu'il s'agira de recevoir à l'hospice.

Ayant à cœur de se prêter au besoin de la circonstance, la commission décide qu'on emploiera comme succursale les locaux de
la Maison des orphelins dont le service de cette maison pourra se
passer et propres à recevoir les prisonniers de guerre malades qui
seront envoyés à l'hôpital.

19 juin. — La commission se plaint de la mauvaise tenue des
enfants confiés au locataire de la Maison des orphelins, de sa manière de les nourrir et entretenir ; son service manque sur tous les
points ; ces enfants sont presque sans vêtements, sans chaussure ;
beaucoup ont été atteints de la gale. Les soins des officiers de
santé les avaient guéris, il a laissé renaître le mal ; son impré-
voyance a confondu les sains avec ceux qui ne l'étaient pas et plu-

sieurs sont malades assez dangereusement pour les mettre dans le
cas de recevoir un traitement *autre que celui de la gale.*

Le locataire est aux expédients pour la tenue de son établissement; il ne peut le surveiller parce qu'il est continuellement absent
pour le compte d'autrui; chaque jour, il est aux prises avec des
fournisseurs, etc., etc.

Dans ces conjonctures, la commission réitérant ses plaintes
contre ce locataire, demande à M. le préfet de remettre de suite
le régime de la Maison des orphelins entre les mains des sœurs
hospitalières de Saint-Charles.

2 décembre. — M. Curien est invité à faire achever les ouvrages
de la construction du clocher de la maison du Coton.

1810.

6 janvier. — Au bout de près de sept mois, le préfet se décide
à répondre à la plainte des administrateurs; il consent à ce que la
Maison des orphelins soit régie par des sœurs de Saint-Charles.
Par suite, un traité est passé avec la congrégation pour trois sœurs
à établir aux orphelins; elles doivent recevoir annuellement
100 fr. chacune comme celles de l'hôpital.

Le gage ou vestiaire demeurera ainsi fixé, quel que soit le nombre de sœurs que l'extension de l'établissement pourra nécessiter
dans la suite.

1er avril. — La commission se réunit à la Maison des orphelins
pour procéder en présence des orphelins et du personnel, à l'installation des trois sœurs.

Le président adressant la parole à la sœur économe, Jéronime
Vital, déclare lui remettre en main le gouvernement et le sort de
la Maison des orphelins, avec le plein espoir que la commission et
le public auront à applaudir au mieux-être et aux résultats que
procureront successivement son intelligence, ses soins et sa solli-
tude comme économe et la coopération de ses compagnes, et que
la prospérité de l'établissement, à laquelle la commission contri-
buera de tous ses moyens et de tous ses efforts, viendra justifier
le désir empressé avec lequel elle a provoqué la réinstallation des

sœurs hospitalières de Saint-Charles dont la première administration était si propre à inspirer ce désir.

Ladite dame économe a répondu : « qu'elle ne pouvait qu'être flattée de la confiance que la commission voulait bien lui témoigner ; qu'elle avait souverainement à cœur de la justifier et ferait pour cela tout ce qui dépendrait d'elle ; qu'elle sentait tout le poids de l'entreprise et l'étendue comme les difficultés de sa tâche, mais qu'elle aimait à compter sur la divine Providence et sur le bienveillant concours de la commission ».

Le président parlant ensuite aux enfants, leur a représenté que la manière dont ils devaient principalement reconnaître l'intérêt et les soins que la commission donnait à l'amélioration de leur sort et ceux qu'allaient y donner les sœurs chargées dès ce moment de gouverner la maison, était une conduite sage et surtout une grande docilité à leur bienveillante autorité, qu'ils devaient les considérer, les honorer, les respecter et les aimer comme des mères que le ciel leur donnait pour tenir lieu des parents que la mort leur avait enlevés.

Il leur a annoncé qu'on saurait distinguer ceux qui se conduiraient bien et ceux qui se comporteraient mal, que si les réprimandes et les châtiments qu'on aurait la douleur d'être forcé d'employer envers les derniers, ne parvenaient pas à les corriger et à les rendre meilleurs, ils seraient honteusement mis à la porte.

On s'est rendu ensuite à la chapelle où a été célébrée une messe pour demander à Dieu de répandre ses bénédictions sur la maison.

12 mai. — Sur la demande du préfet, il lui est adressé un rapport sur les faits et les motifs du changement de régime qui a eu lieu dans la Maison des orphelins.

Après avoir rappelé tous les faits que nous connaissons, le rapport conclut ainsi :

Quelles sortes d'avantages ne doit-on pas attendre du gouvernement de personnes qui, par esprit, par devoir, par goût même de leur estimable état, choisies d'ailleurs avec les qualités convenables, se dévoueront totalement et s'attacheront à l'établissement qui leur est confié, qui, sans être distraites ni partagées par aucun autre soin, aucun autre intérêt, n'auront et ne peuvent avoir que celui d'en procurer le plus grand avantage possible et, en particulier, le bien-être des enfants ?

Ceux-ci, sous leur direction affectueuse, attentive et sage, prendront des impressions salutaires pour tout le cours de leur vie, acquerront l'habitude de la bonne conduite et du travail et deviendront des êtres utiles et estimables dans la société.

Pour étendre davantage ce précieux résultat, la commission se propose de placer avec les orphelins, pour être entretenus comme eux, ceux des enfants abandonnés qui pourront y être tenus, ce qui ne sera pas un surcroît de charges pour la maison, puisque leur pension se paie sur les fonds publics destinés à cette sorte de dépense.

A côté de ce principal avantage que présente la Maison des orphelins rendue aux sœurs hospitalières et outre la maison de force qui y est annexée pour recevoir des individus qu'il s'agirait de séquestrer de la société, l'étendue et la disposition de ces bâtiments offrent la facilité d'en destiner une partie à recevoir, en pensions à vie ou autrement, des personnes qui auraient le moyen et le goût de cette manière d'exister et dont les habitudes d'ailleurs seraient conciliables avec le service intérieur de la maison, ce qui procurerait plus ou moins de bonification dans ses ressources, ainsi que cela a lieu dans d'autres établissements de charité, tels, par exemple, que celui de Saint-Nicolas.

On pourrait encore y former simultanément pour l'utilité publique, comme pour celle de la maison, une sorte de pensionnat pour de jeunes personnes de famille à fortune moyenne.

Quelque nouveau parti que l'on puisse ou que l'on veuille tirer de cette maison, il doit paraître de toute nécessité qu'elle soit remise de nouveau entre les mains de sœurs hospitalières; la seule considération contraire qui peut-être se présenterait de prime abord à quelque esprit qui n'aurait pas suffisamment pesé les choses, c'est la nouvelle charge qui en résulte pour les octrois de la ville; mais, outre que ce n'est qu'en employer une faible partie de plus à leur essentielle destination, indiquée par leur dénomination d'octrois de bienfaisance, c'est que la somme demandée, applicable à la Maison des orphelins, n'atteint pas la moitié de ce qui y était affecté avant la Révolution, distraction faite même de ce qui était employé à l'aumône publique.

D'ailleurs, cette charge doit paraître bien utilement compensée pour la ville, par la commune satisfaction de voir une portion intéressante de sa jeune population soustraite à la dépravation de mœurs à laquelle elle resterait en proie, sans le moyen d'existence et d'éducation qu'elle trouvera à la Maison des orphelins.

La commission a tout lieu d'être assurée que le Gouvernement approuvera tout ce qui à été fait, qu'il applaudira même aux mesures

qu'il a prises; il donnera en cela une nouvelle preuve de cette bienveillance particulière avec laquelle il favorise tout établissement u'ile
à l'humanité.

27 octobre. — Par arrêté du ministre de l'intérieur, M. Curien
est nommé membre de la commission des hospices[1].

27 novembre. — Le foulon n'ayant pas trouvé d'amateur pour
le reprendre (le bail finissant le 23 avril 1816), cession en est faite
à M. Keller, moyennant la charge par lui prise de faire toutes les
réparations auxquelles était tenue la Maison des orphelins, sans
autre indemnité à payer par lui.

On se rappelle que, l'année précédente, M. Keller avait offert
de reprendre le foulon aux mêmes conditions, plus une indemnité
de 2,000 fr.; c'est donc 2,000 fr. que, par son refus d'approuver la
première convention, le préfet a fait perdre à la Maison des orphelins, qui était sans le sou.

28 décembre. — La commission s'occupe de l'établissement
d'un mont-de-piété à la Maison des orphelins, combinaison qui
serait avantageuse pour les emprunteurs et les hospices, en ce
sens qu'un établissement de ce genre déracinerait l'abus des bureaux de confiance et de prêts sur nantissement qui existent. Le
sort des emprunteurs se trouverait allégé par des prêts moins
onéreux, les hospices en retireraient un avantage et aussi la caisse
municipale qui verrait aller en diminuant la portion qui leur est
attribuée sur le produit des octrois. A l'unanimité, la commission
demande à Sa Majesté Impériale et Royale l'autorisation nécessaire pour fonder un établissement de prêts sur nantissement.

1811.

1er mars. — La commission autorise la sœur économe à recevoir, dans sa prudence, pour l'intérêt de l'établissement, les individus qui se présenteront comme pensionnaires, en fixant le prix
de pension comme elle le jugera convenable et à charge de rendre

---

1. Si je relate cette nomination c'est à cause de cette particularité que M. Curien a
de suite prêté le serment exigé par le sénatus-consulte organique. C'est pousser un peu
loin l'exigence du serment que de le demander à des citoyens de bonne volonté remplissant des fonctions gratuites et qui n'ont rien de commun avec la politique.

compte de toute admission, qui reste toujours subordonnée à l'approbation des administrateurs.

29 mars. — Lecture est donnée d'une lettre du sous-préfet en date de ce jour, annonçant de la part du préfet qu'une lettre à lui adressée par le conseiller d'État, directeur général de la comptabilité des hospices et communes, porte : *qu'il n'y a plus lieu de s'occuper de la liquidation des créances des hospices qui, dans la pensée du Gouvernement, trouveront dans les octrois un supplément de ressources dans leurs besoins* [1].

1812.

14 février. — Par ordre de la commission, la sœur économe est invitée à enfermer dans la maison de force pendant plusieurs jours quatre orphelins qui se sont enfuis de la maison après avoir donné l'exemple de l'insubordination et à rendre compte aux administrateurs de leur conduite pendant leur détention, afin qu'il soit usé à leur égard d'autres moyens de correction, le cas échéant.

M. Keller, vice-président, est chargé de se rendre à la Maison des orphelins, pour réprimander les coupables, en leur annonçant la présente délibération et ce, en présence de tous leurs camarades.

16 octobre. — La demande de la création d'un mont-de-piété à la Maison des orphelins n'ayant pas reçu un accueil favorable, la commission rappelle qu'en rétablissant cette maison sous l'administration des sœurs, elle s'est proposé, dans l'intérêt de cet établissement, d'y former un pensionnat pour de jeunes personnes appartenant à des familles de fortune moyenne et décide de prendre les dispositions nécessaires à l'exécution de ce projet.

---

1. Voilà, certes, un moyen fort commode de payer ses dettes et en même temps une belle leçon de moralité donnée à tous ceux qui doivent !

Établissements charitables, on vous a réquisitionnés pour recevoir pendant des mois et des mois des milliers de soldats blessés, Français et étrangers, de soldats étrangers faits prisonniers en Espagne et ailleurs ; vous les avez soignés et hébergés, vous avez épuisé, dans ces dépenses, vos dernières ressources et lorsque vous réclamez ce qui vous est dû, on vous répond d'un ton dégagé : « Assez causé ! j'efface d'un trait de plume le montant de ma dette ; adressez-vous à vos octrois ! »

Cette manière cynique de se libérer d'une somme supérieure à 90,000 fr. (voir délibération du 29 juillet 1809) n'atteint pas moins la ville que les hospices, car ce qui était dû, l'était par l'État, c'est-à-dire par toute la France et ce sont les hospices et la ville de Lunéville qui paient pour tout le monde.

1813.

11-18 juin. — Est rejetée par la commission la demande d'une femme tendant à ce que son petit-fils, troisième enfant naturel de sa fille, placé à la Maison des orphelins, lui soit rendu. Son refus est motivé sur les raisons qu'elle a de croire que l'enfant réclamé ne trouvera pas de moyens de subsister et encore moins de se former aux bonnes mœurs entre les mains de la pétitionnaire.

1816.

1er mars. — Les économes de l'hôpital et de la Maison des orphelins sont autorisées à faire emplette de couvertures, *mais sans engagement de payer comptant, ce que la situation présente de la caisse ne permet pas.*

27 mai. — Il sera payé à M. Renard, premier vicaire de la paroisse, la somme de 38 fr. 20 c., rente d'un capital légué à la Charité par Mme Brenon, pour être employée à habiller de pauvres enfants de la première communion.

DEUXIÈME PARTIE

CRÉATION DU BUREAU DE BIENFAISANCE ET DE L'HOSPICE
DES VIEILLARDS

Nous voici arrivés — pour me servir d'une expression aussi nouvelle que juste — à un tournant de cette modeste histoire.

Après avoir assisté dans ses plus petits détails à la formation de l'hospice des orphelins, nous nous sommes quelque peu intéressés, n'est-il pas vrai? à cette manufacture dont le succès reposait sur le travail de jeunes enfants.

Puis, lorsque, par les funestes effets de la Révolution et des guerres, nous avons vu son industrie tomber entre les mains de divers croquants qui ne devaient pas tarder à en amener la chute, nous avons pu croire un instant que c'en était fait de cette maison.

Mais l'espoir nous est vite revenu et nous avons eu une sorte d'intuition que son sort allait bientôt s'améliorer, aussitôt que par les efforts persévérants de ses dévoués administrateurs, nous avons vu l'hospice des orphelins replacé sous la prudente direction des sœurs hospitalières de Saint-Charles.

A cette époque, ses ressources, comme celles du reste de l'aumône publique, étaient à peu près nulles ; nous n'en voulons citer d'autre preuve que cette recommandation adressée aux sœurs économes qu'elles ne devaient pas acheter les couvertures dont on avait besoin, si les marchands en exigeaient le paiement comptant.

Ces ressources ne consistaient plus guère que dans la subvention fournie par la ville sur les deniers d'octroi et la commission, désireuse d'alléger, autant qu'il était en son pouvoir, les charges de la ville, s'ingéniait à trouver les moyens d'utiliser ceux des bâtiments de l'hospice qui étaient sans emploi, en cherchant à y installer des pensionnaires à vie, un mont-de-piété ou un pensionnat de jeunes filles.

Seule, cette dernière combinaison doit réussir ; mais s'il lui est donné de réaliser des bénéfices, ceux-ci seront d'un bien mince appoint pour aider à vivre un hospice dans des temps difficiles, ceux de disette surtout qui sont proches.

C'est dans ce moment critique que l'on voit tout d'un coup s'agrandir l'horizon de l'humanité.

Une grande dame et un nouveau Vincent de Paul — avec cette différence toutefois que le nôtre s'occupera de préférence de la vieillesse — se sont rencontrés et vont unir leurs efforts pour créer le bureau de bienfaisance et l'hospice des vieillards, en vue de remédier à l'affreuse misère qui s'annonçait pour le peuple à la suite de la pénurie de la récolte de 1816.

En effet, dans la séance du 30 novembre de cette année, le président fait connaître que, sous les auspices de Son Altesse Sérénissime la princesse de Hohenlohe [1], il se formait un bureau de bienfaisance dont l'objet était de faire cesser la mendicité dans la ville, en fournissant aux pauvres infirmes et malades un asile où il sera pourvu à tous leurs besoins, en accordant aux pauvres valides un secours à domicile et en aidant les ouvriers qui ne trouveraient pas dans le produit de leur travail le moyen d'atteindre le haut prix du pain [2].

Une souscription a été ouverte et déjà elle a produit une somme d'environ 20,000 fr. [3] qui s'augmentera sans doute si le bureau parvient à son but ; ce bureau est organisé, son règlement intérieur et extérieur est approuvé par le préfet, qui a applaudi à

---

1. Quoique d'origine étrangère, la famille de Hohenlohe a laissé en Lorraine les meilleurs souvenirs par le bien qu'elle y a fait.

2. C'était autrefois la commission du bureau de bienfaisance qui était chargée de désigner les vieillards à admettre à l'hospice au compte de la ville ; il n'en est plus ainsi actuellement, c'est le maire seul qui choisit les indigents incapables de gagner leur vie et qui doivent occuper les 34 lits affectés au dépôt de mendicité. On se demande s'il y a là un progrès.

3. En réalité, 26,036 fr. 20 c. pour la première année.

l'institution et a promis de l'appuyer de toute son autorité et de ses bons offices.

Une personne pénétrée de l'avantage que l'on retirera de l'établissement projeté a mis à la disposition de M. Renard, premier vicaire de la paroisse, une somme d. .,000 écus, à rembourser dans un an sans intérêt.

Comme pour la plupart des œuvres à leur naissance, il s'agissait de trouver un local pour fournir l'asile nécessaire aux pauvres infirmes et invalides; tout d'abord, on avait pensé pouvoir le trouver dans le quartier militaire de l'Orangerie, inutile à la Place *quand il n'y a pas foule;* mais ce local occasionnerait une dépense assez forte qui serait perdue le jour où le Gouvernement aurait besoin de ce quartier, etc.

Alors on a songé qu'il serait possible de former cet établissement dans la Maison des orphelins; à quoi on a objecté que le voisinage des pauvres pourrait faire tomber un pensionnat de jeunes personnes établi depuis plusieurs années dans cette maison, qui en tire un grand avantage dont la caisse municipale est très soulagée.

Il a été répondu que dans la Maison des orphelins il y a des individus dont l'aliénation mentale (maison de force) fait un spectacle qui serait bien plus rebutant que celui de pauvres, propres, bien soignés et bien dirigés; qu'au surplus, les orphelins des deux sexes, qui sont l'objet de l'institution, sont aussi des pauvres, qu'il n'y aurait de différence entre les deux classes que celle des âges.

Après une longue et mûre délibération, la commission, considérant que les circonstances pénibles et vraiment inquiétantes qu'entraînent la pénurie des récoltes, le haut prix des subsistances de première nécessité, suite désolante de l'intempérie prolongée des saisons, font un devoir impérieux de s'occuper sérieusement et promptement de préparer et fournir des secours aux indigents de toutes les classes; que le projet de bureau de bienfaisance, qui se forme sous les auspices de S. A. Mme la princesse de Hohenlohe, atteindra bien certainement le but proposé;

Considérant qu'il ne paraît pas que le voisinage de pauvres infirmes et invalides présente plus d'éloignement pour le pensionnat que ne l'est et ne l'a été celui des orphelins et des aliénés;

Que, selon les rapports faits, les changements pour isoler les pauvres du pensionnat ne seront pas dispendieux et que les frais en seront supportés par le bureau de bienfaisance,

Délibère qu'il sera choisi dans la Maison des orphelins de cette ville un local pour donner aux pauvres infirmes et invalides, en plus grand nombre possible, un asile convenable; que ce local sera choisi et disposé non seulement à ne pas gêner le pensionnat, mais à l'en isoler le plus complètement que faire se pourra.

La commission désigne M. Richard, un de ses membres, pour se concerter et s'entendre avec les délégués du bureau de bienfaisance en ce qui sera des changements à opérer dans la maison, pour y recevoir les pauvres; il voudra bien, quand toutes les dispositions seront prises, en faire son rapport à la commission.

1817.

Au commencement de cette année, le prix du blé varie de 52 à 55 fr. le resal (125 litres).

A la suite de dissentiments survenus entre les autres membres de la commission et lui, au sujet des ouvrages projetés dans la partie vacante de la Maison des orphelins, M. Richard donne sa démission, bientôt suivie de celle de M. Dausse.

A la date du 19 septembre, la commission est reconstituée par un arrêté du préfet ainsi conçu :

Le Préfet du département de la Meurthe, sur la proposition de M. le Sous-Préfet de l'arrondissement de Lunéville, attendu que la commission des hospices de cette ville n'est plus composée que d'un membre,

  Arrête :

Sont nommés provisoirement membres de la commission des hospices de Lunéville :

MM. Thomas (Louis), receveur des domaines, en remplacement de
    M. Saucerotte, décédé;

  Drouin (Jean-Claude), avocat, en remplacement de M. Chatton, décédé;

  Ferry (Charles), notaire, en remplacement de M. Richard, démissionnaire;

  Et Renard (Jean-Baptiste), premier vicaire, en remplacement de M. Dausse, démissionnaire.

Ces membres entrent de suite en fonctions sans attendre que leur nomination ait été approuvée par le ministre de l'intérieur, mais non sans avoir prêté le serment prescrit.

Le même jour, les cinq membres du bureau de bienfaisance viennent se joindre à eux pour séparer tous les titres, papiers, renseignements et documents relatifs à la charité et à l'administration des secours à domicile de ceux appartenant aux hospices et pour prendre entre les deux administrations, désormais distinctes, tous arrangements que la situation comporte ; les secours à domicile en aliments et en remèdes restant dans le cas d'être confectionnés à l'hôpital et administrés par des préposés attachés à cette maison.

Le blé est à 54 fr. le resal !

1819.

22 janvier. — Étant donné l'état des dettes passives et exigibles des hospices et l'impossibilité absolue de les payer sans avoir recours à des ressources extraordinaires, la commission prend le parti de demander un allocation de fonds sur le produit de l'octroi municipal et de faire les démarches nécessaires pour l'obtenir en produisant l'état de situation des hospices en actif et en passif.

29 janvier. — La commission considérant que, à l'encontre de toutes les règles d'une bonne administration, l'on a abandonné aux économes la libre disposition des fonds provenant de ventes d'objets quelconques ou de dons particuliers et, voulant faire cesser ces abus, prend les dispositions suivantes :

Le receveur des hospices fera à lui seul toutes les recettes généralement quelconques qui devront entrer dans la masse des revenus desdits hospices. En conséquence, le produit des ventes que feront les économes ainsi que les dons particuliers qu'elles recevront, seront versés par elles dans la caisse du receveur.

Toutes dépenses pour approvisionnements et entretien des bâtiments sont interdites aux économes des hospices[1].

---

1. Les sœurs supérieures d'aujourd'hui portaient autrefois le titre d'économes

1821.

Le bureau de charité émet la proposition de séparer le service
de la charité de celui de l'hôpital et de le placer à la Maison des
orphelins, où se trouve établi un asile pour les pauvres vieillards
et infirmes, entretenus par la société des Dames de charité au
moyen de fonds qu'elles recueillent de souscriptions annuelles.

La Maison des orphelins deviendrait ainsi Maison de charité
sous l'administration du bureau de charité qui se chargerait en
même temps du service des orphelins, pour qui l'établissement
a été originairement fondé et qui, par suite, ne se trouverait plus
dans les attributions de la commission des hospices; l'hôpital seul
resterait sous l'administration de cette commission.

Appelée à faire connaître son sentiment sur ce projet, la commission des hospices déclare ne faire aucune observation contraire
à ces arrangements, sauf à reprendre le cours actuel, si quelques
années d'expérience le démontraient préférable.

Mais cette combinaison n'a pas l'assentiment du préfet, qui
objecte, avec raison, que la Maison des orphelins ne peut être
administrée par le bureau de charité, parce qu'elle est un hospice
et que la législation sur les établissements de bienfaisance veut
que tous les hospices de la même ville soient réunis sous la même
administration.

Le conseil municipal, de son côté, donne un avis défavorable;
le bureau de charité n'en persiste pas moins dans son idée prin-
cipale d'avoir son administration et sa comptabilité séparées et de
soustraire le service de la charité à l'amalgame qui a eu lieu jusqu'ici avec celui de l'hôpital et il a pensé qu'il pourrait arriver
à son but en prenant avec la commission des hospices un arrangement d'après lequel l'hôpital continuerait de fournir en ville les
secours en aliments, en remèdes et en linge aux pauvres qui seraient admis par le bureau qui paierait les fournitures d'après des
conditions à débattre.

La commission répond qu'en ce qui la concerne elle ne voit
aucun inconvénient à accepter cette proposition.

1822.

28 juin. — Mlle de Paignatte de Ligny laisse, par testament, à l'hôpital du Coton (*sic*) une somme de 2,000 fr. pour aider à la construction d'une église.

1823.

Le 4 juillet, s'est présenté à la séance, M. Renard, premier vicaire de la paroisse de Lunéville, trésorier de l'association des Dames de charité de la même ville, lequel a dit :

Que cette association, fondée à la fin de 1816[1], étant parvenue, au moyen de dons et de souscriptions de personnes charitables, à procurer aux pauvres vieillards et infirmes un asile qui se trouve placé à la Maison des orphelins, où la commission des hospices a consenti à l'admettre, cet établissement n'a pour se maintenir que la ressource précaire de ces mêmes dons et souscriptions annuels, ce qui rend son existence aussi incertaine qu'elle est précieuse;

Que, dans le vif intérêt qu'il y prend, il désire ardemment de lui procurer, par tous les moyens qui seront en son pouvoir, des ressources assurées et perpétuelles soit en capitaux, soit en rentes sur l'État;

Qu'ayant déjà consacré à ce but son traitement de vicaire, tant que la Providence prolongera son existence à Lunéville, il est encore en ce moment disposé à léguer à la commission des hospices, par testament qui se fera de suite, deux rentes que dans cette vue il a acquises sur l'État, formant ensemble 1,014 fr., à charge de recevoir et entretenir tel nombre de pauvres vieillards et infirmes que comportera cette somme, d'après le prix qui sera invariablement fixé à perpétuité pour la pension de chaque individu;

Qu'il croit pouvoir compter que, si la commission qui aura à en déterminer le taux, ne juge pas possible de la fixer au-dessous du

---

1. Avant 1706, il existait déjà à Lunéville une confrérie de la charité composée de dames qui donnaient leurs soins aux pauvres, ainsi que le constate une lettre adressée par M. de l'Aigle à M. l'official de l'évêché de Toul le 21 août 1706.

prix actuel de 10 fr. par mois et de 120 fr. par an, elle consentira du moins à la fixer pour toujours à ce taux.

La commission n'a pu entendre cet exposé et les dispositions qu'il présente sans être pénétrée d'un vif sentiment de reconnaissance et de gratitude envers son auteur qui, par ses soins et son activité, et à l'aide des Dames de charité, est parvenu à créer depuis plusieurs années des ressources pour le soulagement et l'entretien de nombreux pauvres vieillards et infirmes des deux sexes.

Elle se félicite et *félicite en même temps la ville de Lunéville* de posséder un ecclésiastique si bienfaisant et si désintéressé et, tout à la fois, si zélé pour le bien de l'humanité souffrante et indigente, qui, non content de pourvoir aux besoins présents, porte ses vues et sa sollicitude sur ceux à venir, pour le temps où il n'existera plus.

La commission joint ses vœux à ceux de ce digne pasteur pour que son zèle généreux et infatigable, si bien secondé par l'association des respectables Dames de charité, parvienne à créer des moyens suffisants pour la dotation à perpétuité d'un asile des pauvres vieillards dans cette ville qui renferme un si grand nombre de ces malheureux. Par ce qui existe déjà, la commission ne peut que concevoir les plus grandes espérances pour l'avenir.

La persévérance dans le bien de M. l'abbé Renard, le sacrifice qu'il fait chaque année de son traitement de vicaire, les sacrifices plus importants qu'il projette de faire encore, sont un sûr garant de ses vues louables auxquelles les autorités s'empresseront sans doute de concourir lorsque le moment en sera venu.

Mais, quant à présent, la commission ne peut que donner acte à M. l'abbé Renard de la démarche qu'il fait en ce moment et de ses offres généreuses, et y consigne le témoignage authentique de sa reconnaissance au nom de la ville de Lunéville et particulièrement des pauvres vieillards auxquels il s'intéresse, objets de sa tendre et paternelle sollicitude présente et future.

Animée de ce sentiment, la commission, si elle devait présentement se prononcer sur la proposition de M. Renard, serait bien sûrement portée à l'accueillir, mais elle croit, dans ce moment, ne pouvoir s'expliquer d'une manière positive sur l'acceptation, parce que l'offre de M. l'abbé Renard n'est pas actuelle, mais future et

subordonnée à l'événement de son décès et que la commission
actuelle ne peut anticiper sur un projet et ses accessoires susceptibles seulement d'être soumis à la commission et aux autorités
qui existeront lors de l'événement du décès de M. Renard, où il
s'agira de réaliser ses dispositions testamentaires[1].

1824.

Le sieur Gérodias, résidant en cette ville, adresse à la commission une demande ayant pour objet d'admettre aux orphelins,
pour quelque temps, jusqu'après sa première communion, *sa fille,
dernière de vingt-six enfants,* afin de la mettre à même de se former une bonne conduite, avantage qu'il ne peut lui procurer chez
lui où elle est entre les mains de servantes, ayant perdu sa mère
depuis quelques années, annonçant qu'il pourvoira à son entretien
et que son travail pourra indemniser la maison de sa nourriture
qui sera celle des orphelins ;

La commission agrée cette demande pour un mois, à titre
d'essai[2].

1825.

10 mai. — Lecture est donnée de l'expédition en bonne forme
d'un acte reçu par Mᵉ Ferry, notaire, le 6 mai courant, portant
donation entre vifs de la part de M. Jean-Baptiste Renard, très
digne prêtre et curé de la paroisse de ladite ville, à la Maison des
pauvres dite vulgairement le Coton, de quatre inscriptions de
rente sur l'État, 5 p. 100 consolidés, s'élevant ensemble à la
somme de 1,473 fr. annuellement, sous les charges et réserves
mentionnées audit acte, lequel est ainsi conçu :

Cejourd'hui, 6 mai 1825,

---

1. Il me semble qu'après avoir témoigné sa reconnaissance à M. l'abbé Renard,
comme elle l'a fait fort convenablement, la commission aurait pu terminer sa réponse
en termes moins diplomatiques et moins enveloppés.
2. Antoine Gérodias, ancien commerçant, est décédé à Lunéville, rue du Château,
le 15 février 1834, à l'âge de 87 ans, veuf en premières noces de Catherine Hablot et en
secondes noces de Marianne Bernard. J'aurais cru que ce brave homme, dont le nom
patriarcal a comme un parfum d'histoire sainte, détenait chez nous le record de la pa-
ternité, mais j'ai appris récemment qu'il se trouvait distancé de six numéros par un
habitant de notre ville qui n'a peut-être pas dit son dernier mot.

Par-devant M⁰ Charles Ferry, notaire, etc.,

Fut présent :

M. Jean-Baptiste Renard, prêtre, curé de la paroisse de Lunéville ;

Lequel a dit que depuis plus de vingt ans que successivement comme vicaire et comme curé, il exerce le ministère dans cette paroisse populeuse et importante, il a toujours remarqué que la multitude des mendiants s'y propageait par un grand nombre d'ouvriers et de pauvres journaliers qui ne vivant jamais qu'au jour le jour du faible produit de leur travail, arrivaient, les uns plus tôt et les autres plus tard, à l'âge où, ne pouvant plus travailler, ils ne trouvaient plus de ressources que dans la mendicité ;

Qu'il a remarqué aussi que ces gens de peine, toute leur vie aux prises avec le besoin, ne pensaient presque jamais à leur salut éternel ; que, devenus mendiants, ils y pensaient encore moins et devenaient même plus vicieux ; que ces observations lui ont toujours fait penser que la seule manière chrétienne d'assister ces malheureux dans leur vieillesse serait de les recueillir dans un asile de religion, gouverné par de pieuses sœurs de charité, qui, leur donnant, pour cette vie, tous les soins que réclament leur âge et leurs infirmités, les amèneraient par leur zèle et par leur exemple à consacrer au moins leurs derniers jours à la grande affaire de leur éternité ;

Que, plein de ces pensées, il avait vu, avec une joie mêlée d'admiration, l'auguste et généreuse princesse de Hohenlohe se mettre à la tête d'une société de respectables Dames de charité et avec elles et avec le concours aussi de la commission des hospices, du bureau de bienfaisance et de tous les honnêtes habitants, jeter au milieu de l'année la plus calamiteuse, les fondements de cet établissement qu'il avait tant désiré ;

Que depuis cette époque doublement mémorable et avec une satisfaction toujours nouvelle, ce précieux établissement a pu non seulement se soutenir par les largesses abondantes de Leurs Altesses les bienfaisants prince et princesse de Hohenlohe, par les dons aussi volontaires et multipliés des âmes charitables et par le zèle admirable et constant des Dames de charité, mais prospérer et grandir d'année en année de manière à avoir déjà, sans force et sans contrainte, fait disparaître presque entièrement le fléau de la mendicité ;

Que maintenant certain, par la disposition favorable et unanime de tous les bons esprits, que cet asile, ouvert à la vieillesse infirme et malheureuse, ne peut manquer d'être doté et à jamais consolidé, il a résolu d'y consacrer lui-même tout ce que la Providence le laissera maître de disposer pendant sa vie et pour après sa mort ;

Qu'en attendant qu'il puisse faire davantage, comme il en a l'intention et l'espoir, il déclare *donner dès à présent et faire par les* présentes donation entre vifs et d'une manière irrévocable, à la Maison des pauvres dite vulgairement « le Coton » et placée sous l'administration de la commission des hospices de Lunéville :

De quatre inscriptions de rente sur l'État, 5 p. 100 consolidés, faisant ensemble 1,473 fr. annuellement, etc.

Le donateur fait observer que deux de ces rentes faisant ensemble 459 fr., quoique inscrites sous le nom de la Société des Dames de charité de la ville de Lunéville, sont néanmoins sa propriété exclusive et qu'il peut en disposer ainsi qu'il conste d'une délibération de ladite société en date du 19 avril 1825.

Ladite Maison des pauvres jouira de ces quatre titres de rente et en sera propriétaire du jour de l'acceptation définitive et légale de la présente donation qui est faite sous les réserves et aux charges qui suivent :

1° Le donateur se réserve pendant toute la durée de sa vie la disposition et l'emploi des quatre rentes ci-dessus données. En conséquence, elles lui seront remises personnellement par le receveur de la Maison des pauvres au fur et à mesure qu'il les touchera du Trésor royal, sans que ledit receveur ni les administrateurs de l'établissement puissent en faire un emploi quelconque ;

2° Après le décès du donateur seulement, les rentes dont il s'agit seront perçues ainsi que les arrérages courants pour le compte de la Maison des pauvres, à charge par elle et ses administrateurs d'entretenir à perpétuité dans la même maison autant de pauvres vieillards et infirmes de l'un et l'autre sexe *de la ville*, qu'il aura laissé de fois 150 fr. de rente, tant pour la présente donation que pour celles qu'il espère pouvoir faire dans la suite ;

3° Les vieillards et infirmes admis dans la Maison des pauvres y recevront une nourriture convenable, l'habillement, le chauffage, le blanchissage, en un mot toutes les choses nécessaires à la vie ; quant à la religion et aux soins qu'il faudra prendre pour leur en faire remplir les devoirs, le donateur, en les voyant dans une maison gouvernée par les dignes sœurs de Saint-Charles, croit n'avoir rien à prévoir ni à prescrire ;

4° L'admission des pauvres comme leur renvoi, s'il avait lieu, appartiendra à la Société des Dames de charité, *présidée par M. le curé de la paroisse Saint-Jacques de Lunéville et non par un autre curé, s'il venait à s'en établir un dans la ville en y établissant d'autres paroisses ;*

5° *Dans le cas où la Société des Dames de charité cesserait d'exister, l'admission et le renvoi se feront par le Bureau de charité, mais toujours avec la participation et le concours de M. le curé de la paroisse Saint-Jacques et non d'un autre ;*

C° Le donateur ayant une grande confiance dans les prières des pauvres, demande que tous les ans, le jour anniversaire de son décès ou le plus près non empêché, on lui fasse dire une messe dans la chapelle de la maison, à laquelle les *vieillards* seront invités d'assister.

Une expédition des présentes sera remise à la commission des hospices de Lunéville pour, de sa part, solliciter de Sa Majesté l'autorisation d'accepter la donation y contenue, se soumettant le donateur à remettre au receveur des mêmes hospices les quatre inscriptions de rente, aussitôt la donation acceptée.

Fait et passé, etc.

Enregistré, etc.

Vu ensuite l'extrait de la délibération prise le 19 avril 1825 par la Société des Dames de charité, contenant la déclaration par elles que le donateur est en effet propriétaire exclusif des deux inscriptions de rente prises sous le nom de ladite société et comprises en la donation ci-dessus mentionnée ; et délibérant sur la question de savoir s'il y a lieu à accepter d'abord provisoirement la donation dont il s'agit et ensuite de solliciter de Sa Majesté l'autorisation de l'accepter définitivement,

La commission croit devoir, en premier lieu, payer à M. le curé donateur le tribut d'éloges et de reconnaissance dont elle est pénétrée envers lui, pour le zèle empressé que, depuis vingt ans, il a mis à secourir les pauvres et les vieillards de la ville de Lunéville, les sacrifices pécuniaires qu'il a faits personnellement et sa persévérance à surmonter tous les obstacles qu'il a rencontrés ; qu'en l'année 1816 surtout, il est parvenu avec le concours des respectables Dames de charité, dont la société s'est formée sous ses auspices, à soustraire à la plus profonde misère un grand nombre de pauvres vieillards et infirmes dont la majeure partie a continué et continue encore en ce moment à être entretenue par les soins de M. le curé et de ces dames et les dons généreux de Leurs Altesses le prince et la princesse de Hohenlohe, et des habitants de Lunéville ;

Considérant que rien n'est plus à désirer que la cessation de la mendicité, que le but du donateur est de parvenir à cette fin autant que possible ; que la Maison des pauvres, dite vulgairement « le Coton », a une existence légale et est susceptible de recevoir des dons et legs ;

Que sa destination primitive, d'après les lettres patentes du roi Stanislas du 5 septembre 1762, était d'y recevoir des pauvres enfants orphelins du sexe féminin; que par lettres patentes du 25 février 1764, cette destination a été étendue aux orphelins du sexe masculin, sous la nouvelle dénomination de Maison des pauvres; qu'en y admettant les pauvres à titre de pensionnaires, c'est réellement remplir la destination de l'établissement;

Considérant que l'étendue des bâtiments permet d'y recevoir et d'y loger jusqu'à près de cent pensionnaires pauvres et infirmes des deux sexes, sans nuire à l'établissement des orphelins ni au pensionnat de jeunes demoiselles qui y est établi depuis quelques années et qui prospère de plus en plus;

Que les bâtiments destinés aux pauvres vieillards et infirmes étaient autrefois occupés en partie par des aliénés payant pension et que la commission a cessé d'y admettre pour favoriser le pensionnat de demoiselles bien plus utile au public et profitable à la maison;

Considérant enfin que les réserves et charges imposées par le donateur à sa libéralité ne présentent rien que de raisonnable et que la somme de 150 fr. pour la pension annuelle de chaque vieillard ou infirme pauvre est suffisante pour indemniser l'établissement;

La commission est unanimement d'avis d'accepter et accepte provisoirement la donation entre vifs dont il s'agit et attend de Sa Majesté l'autorisation qu'elle sollicite pour l'accepter définitivement sous les réserves et charges imposées par le donateur; à l'effet de quoi la présente, avec les pièces à joindre, sera transmise à l'autorité supérieure.

25 mai. — Le conseil de charité appelé, par arrêté préfectoral, à donner son avis[1] sur les dispositions contenues en l'acte de donation de M. le curé Renard, vivement pénétré d'admiration et de reconnaissance à la vue des dispositions si généreusement bienfaisantes énoncées dans cet acte et s'associant à la manière dont la commission a exprimé les mêmes sentiments, donne un avis favo-

---

1. Aujourd'hui ce sont les conseils municipaux qui sont appelés à donner cet avis.

rable à l'acceptation, mais sous la réserve suivante qui témoigne
de sa prudence :

Considérant que, d'après l'intention exprimée du donateur, le receveur des hospices percevra annuellement les rentes données et les
versera de suite entre ses mains jusqu'à son décès et que, par cette
charge imposée au receveur, il aura à porter dans sa recette la somme
des rentes données qui ne sera pas réellement un avoir dans sa caisse,
puisqu'il devra en même temps la porter à un article particulier de
dépense ; que cet accroissement apparent de recette pourrait occa-
sionner à la caisse une surcharge dans la répartition qui, depuis plusieurs années, se fait à la préfecture d'une contribution imposée aux
hospices du département pour la dépense intérieure des enfants trouvés et abandonnés réunis au chef-lieu, laquelle répartition s'établit sur
la quotité de la recette desdits hospices que présentent leurs budgets
ou leurs comptes annuels sans égard à leurs dépenses, inconvénient
qu'il est à propos d'écarter ;

On devra mentionner dans la recette comme dans la dépense seulement pour mémoire et pour ordre la quotité des rentes à percevoir et
à verser de suite au donateur jusqu'à son décès [1].

1ᵉʳ juillet. — Le nombre de troupes qui composent le camp de
manœuvres établi à Lunéville devenant toujours plus grand, il
s'ensuit que les salles militaires de l'hôpital ne suffisent plus à
beaucoup près pour y recevoir et traiter les malades et blessés.
La commission désirerait bien agrandir l'hôpital, mais les ressources font défaut à raison de ce que, par l'effet de la Révolution,
il a perdu une notable partie de ses revenus.

L'agrandissement n'ayant d'autre but que de mettre l'hôpital à
même de recevoir un plus grand nombre de malades à traiter, il
est dans l'intérêt du Gouvernement de favoriser les vues de l'administration par les moyens en son pouvoir ; on décide donc que l'on
s'adressera au ministre de la guerre à l'effet d'obtenir l'avance
d'une trentaine de mille francs dont la retenue serait faite par cinquième sur le montant des journées de malades militaires.

21 octobre. — Le commandant supérieur du camp loue fort ce

---

1. La commission administrative des hospices a été autorisée à accepter la donation
de 1,473 fr. de rente faite par M. le curé Renard, à l'établissement dit « le Coton », aux
charges, conditions et réserves imposées par ce donateur, aux termes d'une ordonnance
royale du 13 novembre 1825.

projet d'agrandissement ; sur les entrefaites, le ministre de la guerre étant venu à Lunéville et ayant visité l'hôpital, la commission a saisi l'occasion pour lui exposer ses vues et solliciter un secours pécuniaire.

Son Excellence l'engage à mettre ses projets à exécution et *promet de contribuer dans la dépense pour moitié.*

Deux devis sont faits successivement ; le premier consiste à élever des constructions dans le Jardin botanique, le deuxième sur l'emplacement de l'ancien cimetière.

Finalement on reconnaît que la dépense, qui excéderait 48,000 francs et qu'il faudrait payer au fur et à mesure de l'exécution des travaux, est trop considérable pour un établissement qui n'a point de fonds disponibles et on entre en pourparlers avec le sieur Joseph Denis, brasseur et propriétaire de l'ancienne maison conventuelle des Sœurs Grises, située en cette ville et attenant immédiatement à l'hôpital.

Le sieur Denis consent à aliéner ladite propriété moyennant le prix de 36,000 fr. payable après la *purgation* des hypothèques et à la charge par la commission de lui céder une modique portion de terrain de l'ancien cimetière contiguë à sa brasserie (petite cour dépendant actuellement de la brasserie de Mme Nicolas).

De son côté, la commission : considérant que par cette acquisition l'hôpital se trouvera avoir de belles dépendances et que si le défaut de fonds pour acquitter le prix d'achat présente un obstacle qui ne pourrait être levé que par un emprunt, cette difficulté disparaît par l'assurance qui lui est donnée par un de ses membres de faire l'avance du prix, sauf à en être remboursé ultérieurement *sur le secours promis par Son Excellence le Ministre de la guerre* [1] et sur les ressources particulières des hospices,

Est d'avis unanime, sauf l'agrément et l'autorisation de Sa Majesté, qu'il est de l'intérêt des hospices de faire l'acquisition de l'ancienne maison conventuelle des Sœurs Grises, pour ladite maison servir à recevoir les militaires atteints de la gale, etc. Le 2 décembre, le Bureau de charité, appelé à fournir ses observations, donne un avis favorable sur ce projet d'acquisition.

---

1. Ah ! le bon billet !

23 décembre. — Comme on a pu le deviner, le membre de la commission qui lui a donné l'assurance de ne pas la laisser dans l'embarras, au cas où il faudrait payer comptant l'acquisition de l'ancienne maison conventuelle des Sœurs Grises, n'est autre que M. le curé Renard qui, le 21 courant et devant Me Ferry, notaire, a fait aux hospices civils de Lunéville une donation entre vifs de la somme de 36,000 fr. pour être spécialement employée à acquitter le prix de ladite maison.

Cette nouvelle donation intéresse à la fois les deux établissements, l'hôpital et le Coton. Le premier, en ce qu'elle lui permet de devenir propriétaire d'un immeuble considérable entièrement à sa convenance sans avoir les ressources nécessaires pour en acquitter le prix ; le second, en ce qu'il va profiter indéfiniment de la rente de 1,800 fr. représentant les intérêts de ladite somme de 36,000 fr. et qui sert à payer la pension d'un certain nombre de vieillards.

1826.

28 janvier. — Le Conseil de charité donne un avis favorable au sujet de l'acceptation de la donation de cette somme de 36,000 francs, mais le préfet est d'avis que le prix annuel de pension (150 fr.) pour l'entretien d'un pauvre à l'asile est insuffisant et doit être augmenté. A cette observation la commission répond qu'elle se contente de ladite somme de 150 fr.

Enfin le 10 novembre, elle apprend que l'ordonnance royale, tant sollicitée et si longtemps attendue, qui l'autorise tant à acquérir au nom de l'hôpital la ci-devant maison conventuelle des Sœurs Grises qu'à accepter la donation de 36,000 fr. faite par M. le curé Renard, a été rendue le 17 octobre précédent ; huit jours après, les actes d'acquisition et d'acceptation sont définitivement signés.

J'ai dit tout à l'heure que l'acquisition faite sur le sieur Denis et la donation qui en avait été la conséquence étaient deux événements heureux pour l'hôpital et pour le Coton.

Mais à côté des avantages réciproques qu'ils ont retirés jusqu'ici et qu'ils continuent de retirer de cette heureuse combinaison, il y a un fait sur lequel je dois appeler tout particulièrement l'attention *des membres futurs de la commission des hospices :*

C'est que le prix de 36,000 fr. est toujours dû par l'hôpital et que la rente de 1,800 fr. est régulièrement servie par lui chaque année à l'hospice des vieillards ;

C'est que les bâtiments acquis moyennant ces 36,000 fr. étant employés exclusivement au service militaire, il est de toute justice, lorsqu'il s'agit de déterminer le prix des journées militaires dues à l'hôpital, que les 1,800 fr. de rente soient portés intégralement à la charge de l'État.

Or, non seulement l'État a failli à sa promesse de participer pour moitié dans cet agrandissement de l'hôpital, mais il est à ma parfaite connaissance que chaque fois que nous avons eu à établir contradictoirement le prix de journées militaires, les délégués de l'État ont tenté de rejeter et d'éliminer de nos calculs cette somme de 1,800 fr. qui doit y figurer envers et contre tous (voir *infrà* année 1889).

Cette digression nécessaire m'a empêché de faire ressortir comme il le méritait le nouvel acte de générosité de M. le curé Renard, mais je suis persuadé que le lecteur aura de lui-même comblé cette lacune.

1827.

7 juillet. — L'exemple est contagieux. A la séance de ce jour, Mme Joséphine Christophe, rentière à Lunéville, veuve de M. Joseph Morcel, fait donation à la Maison des pauvres dite « le Coton », d'un petit bien qu'elle possède sur le territoire de Laneuveville-aux-Bois, d'un revenu de 120 fr. net d'impôts, à charge par les administrateurs de réunir ce don à tous ceux qui ont été faits ou qui se feront pour doter cet établissement et de faire dire annuellement à la Maison du Coton, le jour anniversaire du décès de la donatrice et pour le repos de son âme, une messe basse à laquelle tous les pauvres assisteront.

1828.

19 septembre. — La commission a à cœur de consigner la satisfaction que lui ont causée les marques de bienveillance et de bonté
dont Sa Majesté Charles X a daigné honorer les établissements de
charité de Lunéville pendant le séjour qu'elle y a fait du 12 au 15
de ce mois, en les visitant, ce qu'elle a fait dans le plus grand détail, ayant parcouru les salles des malades civils et militaires et les
salles des enfants orphelins, des pauvres vieillards des deux sexes
et des jeunes pensionnaires, dont l'une lui a adressé un compli-
ment auquel il a daigné répondre de cette manière gracieuse qui
lui est naturelle, entre autres choses : « *Qu'il aimait de voir la Lorraine chérir la mémoire si digne d'être conservée du bon roi Stanislas, son bisaïeul, qu'il voudrait avoir ses vertus, qu'il avait du
moins le désir de pouvoir faire le bien qu'il a fait*[1]. »

1829.

Le mois d'août de cette année est particulièrement fertile en
œuvres de bienfaisance au profit du Coton.

Tout d'abord, c'est encore M. le curé Renard qui, le 21, fait donation à la Maison des pauvres, aux mêmes conditions que celles
antérieurement établies, de trois titres de rente sur l'État 5 p. 100
consolidés, ensemble de 1,030 fr. La commission, dans un vif sentiment de reconnaissance, félicite de nouveau la paroisse de Lunéville du bonheur, dont elle ne peut trop remercier la Providence,
d'avoir un pasteur qui, à des talents aussi distingués pour les
fonctions pastorales, réunit un zèle aussi ardent et une aussi inta-
rissable bienfaisance pour le bien de la ville et qui, après des libéralités aussi étendues, en projette encore de nouvelles pour l'avenir.

La seconde donation est de beaucoup moins importante, mais
le sentiment qui l'a dictée est si flatteur pour les habitants de Lunéville, que je n'hésite pas à la transcrire pour leur satisfaction.

---

1. Belles paroles qui me remettent involontairement en mémoire ces deux vers de
La Fontaine :

Mais le moindre ducaton
Ferait bien mieux mon affaire.

28 août. — Lecture est donnée à la commission d'un acte passé
devant Me Laurens, notaire, le 25 courant, par lequel :

Mme Charlotte-Eugénie Delasalle, veuve de M. le baron du Coëtlosquet, ancien maréchal de camp, commandeur de l'ordre de Saint-
Lazare, gentilhomme d'honneur de Mgr le comte d'Artois ;

Et M. Charles Paul, baron du Coëtlosquet, son fils, ancien sous-
préfet de l'arrondissement de Lunéville, gentilhomme honoraire de la
Chambre du Roi, chevalier de la Légion d'honneur, demeurant à Metz,
étant tous deux présentement à Lunéville, chez M. Mallarmé,

Désirant donner à la ville de Lunéville un témoignage et un souvenir de l'affection toute particulière que leur ont inspirée ses bons
habitants et qu'ils conserveront toujours, et ne croyant pas pouvoir
mieux le faire qu'en s'associant à leurs bonnes œuvres et aux généreux efforts, qu'avec admiration et pendant quatre années qu'ils ont
habité cette ville, ils y ont vu faire en commun et comme en famille,
pour tirer de ses ruines la Maison des pauvres fondée par le respectable M. Renard, curé de la paroisse, pour y recueillir les vieillards et
les infirmes et pour diminuer d'autant le fléau de la mendicité ;

Et regardant cette bonne œuvre *comme l'une des meilleures que
l'on puisse faire, tant dans l'intérêt de la société que dans celui des
malheureux, à laquelle voulant contribuer,*

Ils déclarent donner, dès à présent, et faire donation entre vifs et
de manière irrévocable, à la Maison des pauvres dite vulgairement
« le Coton » :

1o D'une rente 5 p. 100 sur l'État de 100 fr. par année ;

2o Et d'une somme de 1,000 fr. en argent.

La commission, qui partage avec les habitants de l'arrondissement et en particulier ceux de Lunéville, l'impression d'estime et
d'affection que leur a laissée M. le baron du Coëtlosquet en quittant
la sous-préfecture et qui se rappelle avec une juste reconnaissance
l'obligeant intérêt qu'il a pris, en diverses circonstances, à ce qui
concernait les hospices, profondément touchée qu'elle est du
nouveau titre qu'il acquiert au souvenir des habitants de Lunéville
par la généreuse donation sus-relatée et de la part que Mme la
baronne, sa digne et respectable mère, a daigné y prendre et
surtout des sentiments si appréciables qui l'ont dictée,

Déclare accepter provisoirement, etc., etc.

16 octobre. — M. le curé Renard présente, pour être apostillé
par la commission, un mémoire par lui adressé au ministre de

l'intérieur, tendant à ce que la maison dite « le Coton », déjà dési-
gnée comme Maison des pauvres par lettres patentes de Stanislas,
soit en même temps reconnue et établie comme atelier de charité et dépôt de mendicité.

La commission, en tant que l'objet la concerne, met son apos-
tille.

1831.

9 décembre. — M. le curé Renard fait à la Maison des pauvres
une nouvelle donation de titres de rente sur l'État, 5 p. 100 consolidés, s'élevant ensemble à 1,425 fr.

Il explique :

Que sur cette somme 663 fr. proviennent de dons qu'un grand
nombre de bienfaiteurs ont remis entre ses mains pour être employés immédiatement, savoir : 660 fr. à l'acquit de pensions pour
les pauvres vieillards; 3 fr. à l'acquit de deux messes à perpétuité
à faire dire chaque année dans la chapelle de la Maison des
pauvres, l'une le 4 avril pour feu Mme la princesse Crescence de
Hohenlohe, l'autre le 31 août pour feu Mme la comtesse de Salm,
qui toutes deux ayant, de leur vivant, versé entre les mains du
donateur, en sa qualité de trésorier de l'association des Dames de
charité, des sommes assez considérables, lui ont imposé, de vive
voix, l'obligation de fonder une messe pour chacune d'elles au
jour anniversaire de leur décès et que les pauvres vieillards soient
invités à y assister.

Que les 762 fr. de rente de surplus provenant de ses propres
deniers, il se réserve, sa vie durant, l'emploi et la disposition des
arrérages.

La commission, incapable de trouver de nouvelles expressions,
témoigne sa reconnaissance dans les termes que nous connaissons
déjà.

1834.

17 octobre. — Dans le but de faire face au paiement de la rente
perpétuelle due par l'hôpital, à raison de la donation du capital de
36,000 fr. faite par M. le curé Renard, la commission décide qu'il

sera fait sur les excédents de recette et pendant un certain nombre d'années des achats successifs d'inscriptions de rente sur l'État 5 p. 100 jusqu'à concurrence de 1,800 fr.

14 novembre. — Lecture est donnée à la commission d'un acte reçu par Me Cosson, notaire, le 8 novembre précédent, aux termes duquel Mlle Victoire Antoine, rentière, demeurant à Saint-Clément, a fait donation à la Maison des pauvres dite l'Asile des vieillards de Lunéville, d'une rente annuelle et perpétuelle sur l'État de 400 fr. 5 p. 100, à charge d'établir à perpétuité deux lits pour les pauvres vieillards ou infirmes des deux sexes des communes de Saint-Clément, Chenevières et Laronxe, lesquelles participeront à cette œuvre chacune à leur tour et suivant un roulement établi dans l'acte de fondation.

12 décembre. — La commune ayant dans son budget de 1835 alloué au bureau de bienfaisance des fonds sur les octrois pour payer les pensions et demi-pensions de vieillards des deux sexes à l'asile qui leur est ouvert à l'hospice des orphelins, le bureau a fait à la commission administrative une demande tendant à ce qu'elle veuille bien, à compter du 1er janvier 1835, recevoir au nombre de ses pensionnaires les vieillards des deux sexes que les ressources du bureau lui permettent de placer à l'asile et cela, — mais sauf les modifications auxquelles les circonstances obligeraient dans l'avenir — moyennant 144 fr. par an et, pour chaque lit, une première mise que le bureau propose de fixer à 60 fr. pour le couchage qui appartiendra à l'hospice.

La commission accepte la proposition.

1835.

10 avril. — Nouvelle donation par M. le curé Renard au profit de la Maison des pauvres d'un titre de rente sur l'État, 5 p. 100 consolidés, de 600 fr. de rente, pour cette rente être affectée au traitement d'un aumônier chargé de desservir l'hospice. Cette donation est ainsi conçue :

Devant Me Ferry, notaire, etc.,
Fut présent :
M. Jean-Baptiste Renard, curé de Lunéville, y demeurant ;

Lequel a dit :

Depuis plus de dix-huit ans que je travaille de tous mes moyens à fonder à Lunéville, ma paroisse, une Maison de charité destinée à recueillir les vieillards pauvres et infirmes et malheureux, je n'ai pas eu l'intention de leur procurer seulement les secours temporels que réclament leur misère et leurs infirmités, mais surtout de les voir jouir, dans cette paisible retraite, de tous les secours spirituels dont ils ont besoin pour passer chrétiennement le reste de leur vie et se préparer, par l'accomplissement de tous les devoirs de la religion, à faire heureusement le grand voyage de l'éternité.

Ne voulant pas qu'après ma mort, ces intéressants vieillards soient privés de ces secours spirituels, les plus nécessaires de tous, je déclare donner et faire par les présentes donation entre vifs d'une manière irrévocable à la Maison des pauvres de la ville de Lunéville, placée sous la surveillance de la commission des hospices, d'une inscription de rente sur l'État 5 p. 100 consolidés de 600 fr., sous les réserves et conditions ci-après :

1° Le donateur se réserve la jouissance de cette rente, sa vie durant ;

2° Après le décès du donateur, elle sera perçue, pour le compte de la Maison des pauvres, à charge de l'employer intégralement et sans retenue au traitement d'un prêtre catholique, approuvé par Mgr l'Évêque du diocèse, qui, en qualité d'aumônier, sera chargé de remplir dans ladite maison toutes les fonctions sacerdotales et qui, en vertu de cette somme de 600 fr. par an, ne pourra jamais être obligé de desservir un autre hospice, ni à l'acquit des fondations de messes qui se trouveraient mises à la charge des hospices par tout autre acte que le présent ;

3° M. l'aumônier de la Maison des pauvres sera toujours de préférence un des vicaires de la paroisse Saint-Jacques désigné pour le service par M. le curé de ladite paroisse ;

4° Si ledit M. le curé s'oppose à ce que l'un de ses vicaires soit aumônier de la Maison des pauvres ou si aucun de MM. les vicaires ne veut se charger de ce service religieux, les chères sœurs de cette maison, par l'organe de leur économe (aujourd'hui de leur supérieure), s'adresseront à Mgr l'Évêque du diocèse pour le prier de leur envoyer un aumônier digne de leur confiance ;

5° Si M. l'aumônier ne remplissait pas convenablement ses fonctions ou si (ce qu'à Dieu ne plaise !) il donnait malheureusement de justes inquiétudes sur l'article des mœurs, les chères sœurs encore, par l'organe de leur économe, s'adresseraient à qui de droit pour en obtenir l'éloignement et son prompt remplacement ;

6° M. l'aumônier de la Maison des pauvres sera obligé d'y faire dire

on d'y dire tous les jours la sainte messe, à l'heure qui sera jugée la
plus convenable pour le bon ordre de la maison; il sera obligé aussi
d'y faire le catéchisme et toutes les instructions nécessaires tant aux
pauvres vieillards qu'aux orphelins et aux demoiselles pensionnaires,
tant que la commission jugera à propos de maintenir le pensionnat, et
surtout de donner ses soins à ceux des orphelins et à celles des pensionnaires qui se préparent à faire leur première communion ;

Enfin, il sera chargé de remplir envers tous les habitants de la
maison les devoirs d'un bon prêtre et de les entendre en confession
autant de fois qu'il sera nécessaire pour leur avancement dans la
vertu comme dans la piété ;

7° Tous les ans, au jour anniversaire de mon décès ou au jour le
plus près non empêché, M. l'aumônier dira à la chapelle de la maison
une messe basse pour le repos de mon âme et, avant de monter à
l'autel, il aura la bonté de me recommander aux prières des pauvres
comme à celles des chères sœurs et de toute l'assistance, mais il ne
pourra rien exiger pour l'honoraire de cette messe, etc.

17 juillet. — Par ordonnance royale l'établissement existant à
Lunéville et connu sous la désignation de: *Maison des pauvres et
des orphelins* est reconnu comme *établissement d'utilité publique
et sera régi conformément aux ordonnances et règlements sur
les établissements de bienfaisance.*

4 septembre. — La commission est autorisée à accepter un
legs de 3,000 fr., fait à titre gratuit, à l'hospice dit « le Coton »
par Mᵐᵉ Louise Knops, veuve de M. Thiébaut, de Lunéville.

1836.

Dans le cours de cette année quatre nouvelles donations sont
faites à l'hospice des vieillards et des orphelins :

La première (26 février) par M. le curé Renard, de divers
titres de rente sur l'Etat 5 p. 100 consolidés faisant ensemble
1,302 fr., qui seront spécialement affectés à la pension des vieillards. Le donateur explique que, sur cette somme, 900 fr. proviennent des propres deniers du donateur et les 402 fr. de surplus
de dons provenant de divers bienfaiteurs ;

La deuxième (10 juin) par les époux Delorrey, de Lunéville,
d'une somme de 2,000 fr. ;

La troisième (8 juillet) par demoiselle Marie-Anne Liégey, rentière, demeurant à Lunéville, de la moitié d'une petite ferme située sur le territoire de Maixe ;

La quatrième (9 décembre) par Mme Julie-Élisabeth de Foucault, rentière et propriétaire demeurant à Gerbéviller, veuve de M. de Maimbourg, d'une rente sur l'État de 400 fr. à affecter spécialement aux pauvres vieillards, à charge d'établir à perpétuité deux lits pour les pauvres vieillards ou infirmes des deux sexes des deux communes de Gerbéviller et de Jolivet et sous d'autres conditions spécifiées audit acte.

1837.

12 mai. — A partir du 1er septembre prochain sera fermé le pensionnat de jeunes personnes du sexe existant à la Maison des pauvres et des orphelins, à raison de ce qu'il perd chaque jour de son importance et que le nombre de ces demoiselles n'est plus que de sept, ce qui rend son institution onéreuse aux hospices, alors que son emplacement devient nécessaire à l'asile des pauvres vieillards par suite de son accroissement.

11 décembre. — La commission est convoquée extraordinairement pour recevoir communication d'une donation faite par M. Renard, curé de Lunéville, à la Maison des pauvres et des orphelins, mais pour les vieillards spécialement, de 503 fr. de rente sur l'État 5 p. 100.

1838.

29 juin. — Mme veuve Moutard, rentière à Lunéville, lègue au Coton une somme de 1,500 fr.

1839.

19 avril. — Le bureau de bienfaisance propose à la commission des hospices, qui accepte, de payer cette année la première mise de couchage de 6 lits en plus des 10 qu'il a déjà à sa disposition, ce qui le mettra à même de placer à la Maison des pauvres 16 vieillards au lieu de 10 qui y sont déjà entretenus à ses frais et aux mêmes conditions que la Société des Dames de charité.

1840.

L'année 1840 n'est signalée par aucun autre fait saillant que celui de l'adoption du règlement intérieur des établissements hospitaliers de Lunéville et de son approbation par le préfet du département.

1841.

L'administrateur délégué de la Maison des pauvres et des orphelins expose que M. l'abbé Jennat demande à être logé dans cette maison. Cette demande est agréée tant parce que, loin d'être une charge pour les hospices, le séjour de M. l'abbé Jennat leur sera plutôt avantageux, qu'à cause des intentions bienfaisantes manifestées par cet ecclésiastique[1].

1842.

21 octobre. — M. le curé Renard fait donation à la Maison des pauvres et des orphelins, mais uniquement pour les vieillards, de 2,102 fr. de rente 5 p. 100 consolidés.

1843.

26 mai. — Un membre expose que M. le maire de Lunéville demande à la commission de traiter avec elle par abonnement pour la nourriture et l'entretien des individus mendiants que l'autorité municipale fera renfermer dans le dépôt de mendicité qui doit être établi dans la Maison des pauvres et des orphelins avec les fonds provenant d'une souscription.

Après en avoir délibéré, la commission s'engage à recevoir, à partir du 1er septembre prochain, les individus de l'un et l'autre sexe que lui enverra l'administration municipale, de les nourrir et de les entretenir à raison de o fr. 55 c. par journée.

Le nombre de lits étant de 20, dont moitié pour chaque sexe, la

---

1. Ces intentions ont été réalisées par une fondation que l'on trouvera plus loin (12 juin 1844).

commission ne pourra admettre plus de 10 individus de chacun ;
ils pourront être renouvelés constamment.

Les individus ainsi admis seront soumis au régime alimentaire,
à l'entretien et au règlement intérieur de la maison ; ils seront occupés à divers travaux dans l'intérieur de la maison, suivant leurs
forces et leur capacité ; le produit de leur travail entrera dans la
caisse des hospices, cette ressource ayant été prise en considération pour la fixation du prix de journée. Cependant, chaque tra-
vailleur aura droit au tiers de la valeur de son travail, lequel lui
sera remis toutes les semaines, à moins qu'il ne soit jugé plus
convenable de le lui réserver et de ne lui en remettre qu'une
partie.

Il sera tenu par l'économe des hospices un registre qui consta-
tera exactement les entrées et les sorties du dépôt de mendicité ;
tous les six mois il dressera un état des sommes dues ; cet état
sera certifié par l'administrateur délégué pour la Maison des
pauvres et des orphelins et remis au maire.

13 décembre. — Le règlement du dépôt de mendicité de la
ville de Nancy, approuvé par le ministre de l'intérieur, est adopté
par la commission pour le dépôt de mendicité de Lunéville.

1844.

12 juin. — M. l'abbé Jennat fait donation à la Maison des pauvres et des orphelins d'une somme de 15,000 fr. pour la fondation
de trois lits destinés à recevoir les parents et alliés du donateur
jusqu'au sixième degré inclusivement et, lorsqu'il n'en existera
plus, un de ces lits sera à la disposition de l'administration et les
deux autres destinés aux pauvres infirmes ou orphelins des communes de Vého et de Croismare ; une messe sera dite chaque
année pour le repos de l'âme du donateur.

7 novembre. — Donation par M. le curé Renard à la Maison du
Coton, mais pour les vieillards seulement, de 1,059 fr. de rente
sur l'État 5 p. 100.

1845.

17 novembre. — Un membre expose que, vu les services que rendent aux hospices les personnes qui ont bien voulu accepter les fonctions d'administrateurs, il conviendrait qu'en cas de décès de l'une d'elles, les orphelins se joignissent au convoi funèbre et qu'il devrait en être de même pour les bienfaiteurs des hospices et pour les sœurs préposées aux établissements charitables.
Délibération conforme.

1846.

Sous la date du 15 mai, nous trouvons une délibération par laquelle la commission accorde à la Société des Dames de charité un prix de journée réduit, mais avec cette réserve expresse que, en agissant de la sorte, elle n'entend pas engager l'avenir, *le montant de la pension devant naturellement suivre le cours des objets de consommation.*

1847.

5 novembre. — Donation par M. le curé Renard à la Maison des pauvres et des orphelins, mais toujours uniquement pour les vieillards, d'un titre de rente sur l'État 5 p. 100 de 1,161 fr.

1849.

30 novembre. — M. le curé Renard adresse à la commission la lettre suivante :

Messieurs,

Vous savez que la Maison des pauvres ayant augmenté d'année en année, la chapelle est devenue beaucoup trop petite, que les vieillards y sont entassés d'une manière fort incommode, que les orphelins n'y sont pas plus à l'aise ; que dans la mauvaise saison, lorsqu'on ne peut pas tenir les fenêtres ouvertes, l'air y devient si épais, si infect, qu'on est comme asphyxié, et que par ces raisons et la raison aussi que la population de la Maison ne manquera pas d'augmenter encore, il est

absolument nécessaire, même urgent, de faire construire une autre
chapelle.

Comme il m'a paru que les ressources dont vous pouvez disposer
ne vous permettent pas d'en faire la dépense, je me charge seul de
toute cette dépense qui, non compris la sacristie, d'après le plan et le
devis estimatif, déjà dressés par M. l'architecte, s'élèvera à au moins
20,000 fr.

C'est un grand sacrifice pour mes faibles moyens, mais comme je
n'ai pas moins à cœur de procurer à nos pauvres vieillards des moyens
de salut que des moyens d'existence, je me détermine à le faire et je
ne demande que la permission de faire construire cette nouvelle chapelle à la place que vous voudrez bien m'assigner vous-mêmes et j'en
fais dès aujourd'hui l'abandon irrévocable aux hospices.

La commission acquiesce à ce qu'il soit élevé une chapelle sur
l'emplacement qui sera fixé ultérieurement par elle et qui sera
choisi de manière à permettre tout changement par la suite dans
les bâtiments existants ; cette construction nouvelle devant se
coordonner avec celles qui existent et surtout qui pourront être
faites plus tard.

Vu le plan dressé par M. Jeanmaire, architecte des hospices
choisi par M. le curé chargé de la dépense, la commission adopte
ce plan et déterminera l'emplacement sur lequel devra être élevée
la chapelle à construire.

En acceptant cette offre de M. le curé, la commission se fait un
devoir de le remercier de ce nouveau bienfait ajouté à tant d'autres que lui doit déjà la Maison des pauvres et des orphelins.

Le même jour, considérant que des bâtiments actuels situés dans
la Maison des pauvres et des orphelins sont dans un état complet
de vétusté et exigent une reconstruction totale qui sera effectuée
par l'administration dès que ses ressources le lui permettront, et
qu'il y a lieu de diriger les travaux partiels qui pourront être exé-
cutés, d'ici à l'achèvement des reconstructions à faire, dans des
vues d'ensemble et de manière à se coordonner avec la chapelle
qui va être construite,

La commission décide que, dès maintenant, un plan sera exé-
cuté dans cette prévision et déposé aux archives.

Chaque fois qu'il y aura lieu de faire des travaux dans cette
partie des bâtiments de l'hospice, ce plan sera consulté ; de cette

façon, on évitera des dépenses inutiles et tous les ouvrages seront
établis dans un but déterminé dès aujourd'hui [1].

1850.

1er février. — Communication est donnée à la commission du
testament de M. l'abbé Manvuisse, curé de Croismare, par lequel
il lègue à l'Asile des vieillards de Lunéville une somme de 6,000
francs pour une place en faveur d'un membre de sa famille ou, à
son défaut, d'un habitant de Croismare.

Discutant les clauses de ce testament, un membre expose ce
qui suit :

« 1° L'asile des vieillards est un établissement essentiellement
communal, subventionné au besoin par la ville et qui doit être réservé exclusivement aux habitants de la localité ;

« 2° Il a pris une extension telle pour les besoins locaux que les
constructions actuelles peuvent à peine suffire à leur destination ;

« 3° Le legs ne représente que l'entretien journalier d'un individu et ne laisse rien pour les dépenses imprévues et extraordinaires, telles que agrandissements de locaux, etc., etc., d'où il
résulte que n'offrant aucun avantage pour le présent et compro-
mettant l'avenir, il doit être refusé dans l'intérêt de l'établissement. »

La commission adopte ces conclusions et refuse le legs fait à
l'Asile des vieillards par feu M. le curé de Croismare.

Appelée quelques mois plus tard par le sous-préfet à discuter de
nouveau l'acceptation de ce legs, elle persiste dans son refus. Que
s'est-il passé ultérieurement ? Le registre des délibérations est
muet sur ce point, mais la commission a dû s'incliner, car il est
constant que la fondation de M. l'abbé Manvuisse est desservie au
Coton depuis 1852 [2].

---

1. Les plans d'ensemble des constructions à faire à la Maison des pauvres et des
orphelins ont été dressés par M. Jeanmaire, approuvés par la commission et déposés
aux archives où on ne les retrouve plus aujourd'hui.

2. Les réflexions de cet administrateur sont très justes au fond, cependant elles
pèchent, suivant moi, dans le sens que voici : c'est que c'est la commission elle-même
qui a donné l'exemple, qui a établi des précédents, lorsqu'elle a accepté des fondations

7 juin. — Nouvelle donation par M. le curé Renard à la Maison des pauvres et des orphelins, mais uniquement pour les pauvres vieillards, de 3,095 fr. de rente 5 p. 100, avec cette réserve que s'il venait à mourir avant d'avoir payé tout ce qu'il a promis pour la chapelle à élever dans la Maison des pauvres, la commission emploierait pendant tout le temps qu'il le faudrait 2,472 fr. à remplir ses engagements.

1851.

Il était réservé à la commission administrative de cette époque d'éprouver à chaque instant des surprises aussi agréables qu'inattendues, et on est ravi d'étonnement en voyant se succéder à des intervalles si rapprochés l'un de l'autre les prodiges de libéralité accomplis par M. le curé Renard en faveur de sa chère Maison des pauvres.

Cet apôtre de la charité sait en inspirer le sentiment à tout ce qui l'entoure en se dépouillant lui-même de ses économies, et son exemple devait nécessairement avoir des imitateurs. C'est ainsi qu'une personne bienfaisante, qui tient à garder l'anonyme, dépose dans le trone de la Maison des pauvres, savoir :

1° Le 22 septembre 1851, une somme de 940 fr., accompagnée d'une note ainsi conçue :

« *Voilà 940 fr. que je dépose dans le trone de la Maison des pauvres ; je prie MM. les administrateurs d'employer cette somme à la dotation de l'asile des pauvres vieillards ; c'est mon intention formelle, je la réclamerais si elle n'était pas employée selon ma volonté.* »

---

de lits au Coton pour des habitants du dehors. La fondation Antoine est faite exclusivement en faveur des habitants de Saint-Clément, Chenevières et Laronxe ; celle de Mme de Maimbourg exclusivement en faveur des habitants de Gerbéviller et de Jolivet. Dans l'un et l'autre cas, la commission a traité directement avec les dames fondatrices ; or, dès l'instant qu'elle ne voulait plus admettre de pensionnaires du dehors, elle devait préalablement prendre une délibération motivée comme ci-dessus, puis la faire publier pour mettre en garde contre une illusion les personnes disposées à tester comme feu M. le curé de Croismare.

Sans avoir pris cette précaution, c'eût été une mesure grave de refuser la fondation d'un lit par testament, alors que le mal était sans remède, le testateur n'existant plus ; c'eût été grave de rendre caduc un legs important et de priver ainsi à perpétuité d'une bonne aubaine les pauvres indigents d'une commune.

Ci. . . . .   940 fr.

2° Le 12 mai 1852, 3,000 fr. aux mêmes conditions
et en outre à charge de faire dire à perpétuité, le
5 septembre de chaque année, dans la chapelle de la
Maison des pauvres, une messe basse pour le repos de
l'âme de *dame Marie de Muller*, ci.   3,000

3° Le 27 janvier 1853, 1850 fr., ci.   1,850

4° Le 10 juin 1853, 2,300 fr., ci   2,300

5° Le 14 octobre 1853, 1,400 fr., ci   1,400

6° Le 6 janvier 1855, 1,625 fr., ci.   1,625

7° Le 28 mars 1855, 1,000 fr., ci   1,000

8° A chacune des dates des 28 septembre 1855 et
19 janvier 1856 un titre de rente sur l'État 3 p. 100 de
50 fr., soit 100 fr. de rente au capital supposé de
2,100 fr., ci.   2,100

9° Enfin, le 16 juillet 1856, une somme de 1,600 fr.   1,600

                        Total. . . . .   15,815 fr.

Le jour même de chaque dépôt effectué par elle, cette personne
en avisait le receveur des hospices.

1852.

19 mars. —— La commission réclame au sujet de la perte que fait
éprouver annuellement aux établissements hospitaliers la conversion de la rente 5 p. 100 en 4 1/2 ; cette perte est évaluée à
3,500 fr., lesquels ajoutés à la dépense de 500 fr. occasionnée
par la loi du 20 février 1849 *sur la taxe de mainmorte*, donne
4,000 fr. enlevés aux pauvres. Voilà donc 20 vieillards ou orphelins qui seront privés de secours[1].

---

1. Les immeubles qui sont la propriété des départements, communes, hospices, sé-
minaires, fabriques, congrégations religieuses, consistoires, établissements de charité,
bureaux de bienfaisance, sociétés anonymes et tous établissements légalement auto-
risés, ne donnant lieu à aucune perception fiscale pour cause de transmission entre
vifs ou par décès, l'État, qui ne perd jamais ses droits, même lorsqu'il s'agit de ton-
dre le pauvre peuple, a frappé ces immeubles d'une taxe (le mot surtaxe serait plus
vrai) calculée à raison de soixante-deux centimes et demi pour franc du principal de la
contribution foncière, ce qui revient à dire qu'un immeuble, s'il est entre les mains de
l'une des catégories de propriétaires énoncées ci-dessus, paie 162 fr. 50 c. de contri-
butions, alors qu'un particulier pour le même immeuble ne paie que 100 fr.

La protestation qui précède, en tant qu'elle était adressée au Gouvernement, a eu juste l'effet d'un coup d'épée dans l'eau. Mais il restait à savoir quelles seraient les conséquences de la conversion de la rente sur l'État, envisagées au point de vue des obligations de la Maison des pauvres. En un mot, cette maison, dont les revenus en rentes sur l'État se trouvent, par le fait de la conversion, diminués d'un dixième, sera-t-elle obligée, malgré cela, de remplir les 10/10 de ses obligations?

Le 17 septembre, la commission délibère que l'usufruit annuel de 8,006 fr. dû à M. le curé Renard sera, à partir du 22 septembre 1852, réduit à 7,205 fr.

Le 15 octobre, elle demande que les fondations de Maimbourg et Antoine soient réduites d'un dixième.

Les communes intéressées dans la fondation Antoine et celle de Jolivet, intéressée pour moitié dans la fondation de Maimbourg, donnent immédiatement leur acquiescement à cette réduction. Seul, le conseil municipal de la commune de Gerbéviller, intéressée pour l'autre moitié dans la fondation de Maimbourg, regimbe et, se plaçant sur un autre terrain, répond à côté de la question.

Voici, au surplus, sa délibération :

Considérant que, si par suite du décret du 14 mars 1852 les rentes sur l'État ont subi une réduction d'un dixième, l'article 2 de ce décret donnait la latitude d'un délai de vingt jours aux propriétaires de rentes pour en demander le remboursement ;

Considérant que, si la commission des hospices de Lunéville étant touchée de la réduction des rentes résultant du décret ci-dessus rappelé, n'en a pas demandé le remboursement et a gardé le silence jusqu'à ce jour, sans consulter le conseil municipal de Gerbéviller, par ce seul fait, la réduction doit être exclusivement à sa charge ;

Considérant que la commission a accepté purement et simplement et sans aucune restriction la donation faite par Mme de Maimbourg avec les charges retenues dans ledit acte et qui sont entre autres : « l'intention de la donatrice est *que les lits soient occupés toujours* », il ne peut donc rien être dérogé à cette condition ;

Attendu que si, au moment de la donation, l'hospice de Gerbéviller avait été disposé et muni d'appartement comme il se trouve en ce moment, la donatrice y aurait fondé un lit plutôt qu'à Lunéville, que si la commission de l'hospice de Lunéville trouve la donation onéreuse en supportant exclusivement la réduction résultant du décret précité ;

Le conseil municipal de Gerbéviller vient demander à la commission de se démettre et transporter à l'hospice de Gerbéviller les rentes affectées résultant des inscriptions rappelées dans l'acte testamentaire du 27 novembre 1836, ce qui serait non seulement avantageux pour la caisse municipale de Gerbéviller, qui à chaque vacance est obligée de payer les frais de transport, mais encore pour obvier à empêcher les souffrances que les vieillards ou infirmes endurent dans le trajet de 13 kilomètres, et c'est pour ce dernier point de vue que le conseil municipal sollicite le transport demandé.

1853.

28 janvier. — À ces raisons, la commission a répondu ce qui suit :

1° Le placement des capitaux en rentes sur l'État étant obligatoire pour les hospices, il n'y avait pas lieu de demander un remboursement qui eût nécessité un replacement immédiat moins avantageux que celui résultant de la conversion du 5 p. 100 en 4 1/2 ;

2° Les hospices ne pouvant disposer de leurs capitaux sans autorisation, les délais pour l'obtenir auraient été de plus de vingt jours assurément ; dès lors, les objections faites par le conseil municipal de Gerbéviller tombent d'elles-mêmes ;

3° Le conseil municipal dit que, *si l'hospice de Gerbéviller avait été convenablement disposé, la donatrice y aurait fondé le lit plutôt qu'à Lunéville.*

À cet argument la commission répond que l'on ne peut pas préjuger les intentions de Mme de Maimbourg, par conséquent qu'elle n'a pas à traiter cette question.

Pour ces motifs, elle repousse la proposition de briser une fondation qui s'exécute loyalement et régulièrement depuis longtemps et persiste à réclamer le complément nécessaire à l'acquit de la fondation sans lacune, à laquelle s'est empressée de souscrire la commune de Jolivet, intéressée au même titre que celle de Gerbéviller à l'exécution de ladite fondation et, au surplus, comme l'ont fait les autres communes de l'arrondissement qui se trouvaient dans le même cas.

La commission, il me semble, aurait encore pu ajouter :

« Il ne s'agit pas ici d'une question de clocher, mais d'une simple question d'équité. Si Mme de Maimbourg a choisi l'hospice de Lunéville au lieu de celui de Gerbéviller, à qui pouvez-vous vous en prendre ?

« Et lorsque plus tard, *par un cas de force majeure* (art. 1148 du Code civil), la rente constituée ne suffit plus pour assurer le service intégral de la fondation, à qui incombe ce cas de force majeure ? Si vous admettez un seul instant que c'est à l'hospice des vieillards, il est à remarquer qu'à ce compte l'État non seulement diminuerait par des conversions successives les revenus des établissements hospitaliers, mais serait infailliblement, dans un temps donné, la cause de leur ruine, en leur ôtant, sans compensation aucune, les moyens de remplir leurs engagements. Serait-ce juste ? »

25 août. — Le ministre de l'intérieur repousse toute proposition de réduction dans les fondations en rentes sur l'État 5 p. 100; la commission lui répond par un argument sans réplique, en lui faisant observer que les motifs qu'il invoque se retournent contre lui !

11 novembre. — Fondation par M. Auguste Keller, à la Maison des pauvres, d'un lit destiné à une personne de l'un ou l'autre sexe.

25 novembre. — Le prix de journée à l'hospice est porté de 47 centimes et demi à 55 centimes.

1854.

27 septembre. — Lecture est donnée d'une lettre adressée par M. le curé Renard à M. le préfet et relative à la construction d'un nouveau bâtiment destiné à loger de pauvres vieillards.

La commission, appréciant toute l'importance des vues de M. le curé, désire autant que lui voir se réaliser la construction d'un bâtiment convenable pour les pauvres vieillards. En conséquence, elle prie M. le préfet de vouloir bien accorder l'autorisation que M. le curé demande, attendu que cette construction ne peut être que très avantageuse et que la commission la verra avec reconnaissance et bonheur se réaliser dans l'intérêt des établissements qu'elle administre.

1855.

28 avril. — M. Poincaré, ancien commissaire des guerres, laisse par testament 300 fr. de rente 3 p. 100 à l'Asile des vieillards et 50 fr. de rente 3 p. 100 à l'Hospice des orphelins.

Ces legs sont faits sans aucune charge.

10 novembre. — La commission autorise son président à assurer contre l'incendie le bâtiment que M. Renard a fait construire, à ses frais, pour les vieillards (hommes), pour un capital de 50,000 fr., dans lequel la nouvelle construction entre pour 42,000 francs.

Dans le compte rendu des recettes et des dépenses faites par l'Association des Dames de charité pour la Maison des pauvres pour l'année 1855, M. le curé Renard s'exprime ainsi au sujet de cette maison :

J'ai un désir extrême de voir compléter le précieux établissement qui, à perpétuité, doit servir d'une retraite paisible et d'un port de salut à tous les vieillards malheureux de notre ville. Pour cela, il faudrait construire pour les femmes, à côté du magasin à fourrages, un bâtiment semblable à celui qui vient d'être fait pour les hommes du côté de la faïencerie ; je le désire d'autant plus que, l'année étant encore mauvaise, il serait essentiel de procurer du travail aux ouvriers, ce qui est une excellente charité.

Pour des raisons qu'il est inutile d'expliquer, M. l'architecte pense que ce second bâtiment coûtera environ quinze mille francs de moins que le premier ; ainsi, il s'agirait d'une dépense de trente et quelques mille francs.

Malheureusement, en 1856, je ne pourrais donner que dix mille francs ; je voudrais donc que, sans rien retrancher des souscriptions et offrandes nécessaires pour continuer de donner à nos pauvres vieillards leur pain quotidien, on me fît, par souscription et sans intérêt, une avance de fonds de vingt-deux mille francs, que je m'oblige à rembourser par quart de six mois en six mois, à commencer le 22 mars 1857.

Mais voici ce qui empêchera, du moins je le crains, ma proposition d'être acceptée. A en juger par la bonne santé dont je jouis, j'espère bien vivre encore trois ans et pouvoir remplir exactement mes susdits engagements. Cependant, si Dieu m'appelait à lui avant le 22 septembre 1858, il faudrait que les souscripteurs eussent la générosité de faire, *à la ville* et aux pauvres, le sacrifice de ce qui ne serait pas encore remboursé, parce que, n'ayant que des usufruits et tout ce que je possédais étant déjà donné par des actes authentiques à l'Asile des vieillards, mes yeux une fois fermés, il ne restera rien et je ne veux pas que l'on puisse avoir recours contre mes parents[1].

Si, malgré cette crainte de ma mort, ma voix trouve de l'écho dans quelques cœurs généreux et dévoués, je les prie de me faire connaître au plus tôt leur intention, ou en m'envoyant leur souscription par écrit ou en venant eux-mêmes la souscrire chez moi. Je dis au plus tôt, parce que, si mon projet peut se réaliser, il n'est pas trop tôt de m'entendre avec la commission des hospices pour que les travaux commencent immédiatement après l'hiver.

Ne voulant pas m'exposer à commettre la moindre indiscrétion, *je n'irai solliciter personne*, mais si, sur la fin de janvier, la souscription n'est pas remplie, je n'entreprendrai rien et ce ne sera pas sans regret; je remettrai tout entre les mains de Dieu et, s'il daigne m'en donner le temps, je tâcherai plus tard de faire pour les femmes ce que j'ai fait pour les hommes et pour la chapelle, sans rien demander à personne.

Signé : RENARD, curé.

Il est certain que ce dernier appel du pasteur eut dans le cœur de ses paroissiens l'écho qu'il en attendait et que la souscription fut rapidement couverte, car, pas plus pour le bâtiment des femmes que pour celui des hommes, on ne trouve dans les délibérations de la commission administrative aucun article de dépense mis à la charge de la caisse des hospices concernant la construction de ces deux magnifiques bâtiments.

Qu'il me soit donc permis de rendre, en passant, un légitime hommage au désintéressement de ces souscripteurs inconnus qui, à peu près assurés d'avance que la mort ne laisserait pas à leur cher curé le temps de se libérer envers eux, n'hésitèrent pas à lui donner la satisfaction suprême de s'associer à lui pour l'accomplissement du dernier acte de bienfaisance et de charité qu'il avait rêvé en faveur de la Maison des pauvres.

---

1. Lorsque après la mort de sa mère, décédée longtemps après son mari, M. le curé Renard fut appelé à recueillir sa part d'héritage, il déclara à ses frères et sœurs qu'il leur en faisait l'abandon, mais qu'ils ne devaient plus rien attendre de lui, tout ce qu'il laisserait devant appartenir aux pauvres.

1856.

M. le curé Renard s'est éteint en son presbytère le 12 septembre 1856, à l'âge de 85 ans, après avoir eu l'ultime joie de voir réalisé son vœu le plus cher, car, à cette époque, le bâtiment des femmes était presque entièrement terminé.

Sa dépouille mortelle repose au bas de la chapelle de cet hospice des vieillards qu'il avait tant aimé.

Dès l'année 1847, la commission des hospices, impuissante à lui témoigner d'autre manière sa reconnaissance pour tous ses bienfaits, s'était honorée en demandant pour lui, au Gouvernement, la croix de la Légion d'honneur; ce fut la République qui la lui décerna, un an après, le 14 novembre 1848.

Maintenant, il sera peut-être intéressant pour le lecteur de voir résumée, en quelques lignes, l'importance de l'œuvre de M. le curé Renard.

Dans sa notice biographique, M. l'abbé Guillaume indique que plusieurs des titres de rente sur l'État employés à la dotation de l'hospice des vieillards ont été achetés au cours de 121 et 122 fr., mais, dans l'impossibilité où je suis de savoir à quel cours chaque titre a été acquis séparément, je pense ne pas trop m'écarter de la réalité en prenant pour tous les titres en bloc le cours moyen de 108 fr.

Partant de là, les dix mille quatre cent dix francs de rente provenant des épargnes personnelles de M. Renard donnent un capital de. . . . . 224,856 fr.

Les trois mille trois cent quarante francs de rente provenant de dons faits par des personnes charitables.   72,144

A cela, si l'on ajoute :

1º Dix mille francs pour abandon du traitement de vicaire pendant nombre d'années   10,000

2º Les trente-six mille francs qui ont servi à payer le prix de la maison des sœurs grises.   36,000

A reporter. . . . . 343,000 fr.

Report. . . . .   343,000 fr.

3° Les vingt-cinq mille francs dépensés pour la
construction de la chapelle et de la sacristie   25,000

4° Et la somme de quatre-vingt-deux mille francs
représentant le coût des deux bâtiments des hommes
et des femmes   82,000

On a un total de quatre cent cinquante mille francs.   450,000 fr.

Rue de l'Abbé-Renard.

Il y a quinze ou vingt ans, je ne sais au juste, le conseil municipal a donné à l'une des rues de la ville le nom de M. l'abbé
Renard.

Si, de ce chef, le principe de la reconnaissance que la ville de
Lunéville doit à son bienfaiteur se trouve sauvegardé, il faut convenir que le choix de la rue, que l'on a décorée de ce nom, n'a
pas été des plus heureux. Non seulement elle est une des moins
passagères et des moins fréquentées de toute la ville, mais on n'y
rencontre pas une seule maison d'habitation.

Du côté du levant, elle a pour riverains l'une des cours, la
buanderie et le jardin de l'hôpital; à l'aspect du couchant, les
derrières des maisons de la rue de Viller. Si bien que, si l'on de-
mandait à ceux de nos concitoyens qui habitent loin de ces para-
ges, où se trouve la rue de l'Abbé-Renard, le plus grand nombre
d'entre eux seraient fort embarrassés de répondre.

On va m'objecter, je le sais d'avance, qu'il était impossible de
supprimer le nom de la rue de Viller, à raison de ce que ce nom
fait partie de l'histoire de Lunéville. J'en demeure d'accord. Mais
si l'on ne pouvait donner le nom de l'abbé Renard au tronçon de
cette rue qui s'étend de la rue de l'Hôpital à la rue de la Faïencerie et sur le parcours duquel se trouve l'hospice des vieillards
et des orphelins, en laissant le nom de Viller à tout le surplus,
était-il impossible de réunir les deux noms et d'appeler cette rue :
rue de Viller et de l'Abbé-Renard ?

Ne pouvait-on encore ôter à la Grande-Rue son nom qui ne
signifie rien, qui ne rappelle aucun souvenir et l'appeler : rue de
l'Abbé-Renard ? L'homme en valait la peine, il me semble.

Nos officiers de l'hôtel de ville, comme on les appelait jadis, ont changé les noms des rues des Trottoirs et de la Douane; elles s'appellent maintenant rue Germain-Charier et rue Castara, et ils ont bien fait, car ce sont des noms qui ont leur raison d'être. Mais conférer le nom du plus grand bienfaiteur de la ville et des pauvres à une voie qui ressemble à un chemin, on conviendra, je le répète, que ce choix n'a pas été heureux.

Restera-t-il sans appel?

1857.

18 avril. — Aucune personne ne sera reçue comme pensionnaire à la Maison des pauvres, vivant d'un régime différent de celui des indigents.

9 mai. — M. Désiré Henry, avocat à Lunéville, fonde un lit à l'hospice des vieillards.

1858.

22 février. — Jusqu'à ce jour le legs de 4,500 fr. de rente 5 p. 100, fait en 1827 par M. Letacq, a été partagé entre l'hôpital Saint-Jacques et la Maison des orphelins.

Considérant que, par l'expression générale qu'il a employée dans son testament : « les hospices civils de Lunéville », ce bienfaiteur a certainement entendu reconnaître les soins qu'il avait reçus dans son enfance dans la Maison des orphelins, ainsi que l'indique une précédente délibération,

La commission décide qu'à partir de l'exercice 1857 la totalité de cette libéralité, réduite aujourd'hui à 4,050 fr. de rente 4 1/2 p. 100, sera appliquée à la dotation de la Maison des orphelins.

Le prix de la journée des vieillards est porté à o fr. 60 c.

Le conseil municipal demande un secours de 3,000 fr. pour la Maison des orphelins, et fait un appel à la bienfaisance publique en faveur de ces enfants.

1859.

29 janvier. — M. Renaut lègue à la Maison des pauvres cinq obligations Est et 500 fr. en numéraire.

Le chiffre de la pension, qui était de 200 fr., est porté à 250 fr.

1860.

26 juillet. — Mme Vve Leserenier, née Souchotte, lègue à l'Asile des vieillards une somme de 3,000 fr. à employer en rente sur l'État pour la fondation et l'entretien à perpétuité de cet établissement.

Le 21 décembre. — Pour remplir les dernières volontés de Mlle Marie-Henriette Dron, sa sœur décédée, M. Stanislas-Hyacinthe Dron, agissant en son nom personnel et en celui de son autre sœur, dame Anne-Françoise Dron, épouse de M. Jean-Charles Castara, a fait donation à la Maison des pauvres, pour la fondation d'un lit à perpétuité dans cet établissement, de 250 fr. de rente sur l'État 3 p. 100 et de 500 fr. pour l'achat d'un lit et de ses accessoires.

1862.

Une loi du 25 février a décrété la conversion des rentes 4 1/2 p. 100 en 3 p. 100. Pour conserver le même chiffre de rente, les porteurs ont à payer pour chaque somme de 4 fr. 50 c. de rente, une soulte de 5 fr. 40 c.

La commission, bien que cette conversion soit facultative, décide qu'elle sera demandée immédiatement et que la soulte sera payée en une seule fois. Cette soulte s'est élevée à la somme de 34,870 fr. 60 c.

Et attendu qu'il est équitable de réduire dans la même proportion les fondations de lits ainsi que cela s'est pratiqué lors de la conversion du 5 p. 100 en 4 1/2, ces fondations, déjà réduites d'un dixième en 1852, le seront d'un vingtième environ du chiffre actuel.

Cette réduction s'accomplira de deux manières, soit en complétant le revenu de la fondation, soit en laissant à chaque vacance le lit vide pendant le nombre de jours équivalent à la réduction; en conséquence, extrait de la présente délibération sera adressé aux communes intéressées.

1863.

22 août. — Un inspecteur des finances ayant constaté que le trésorier de la Société des Dames de charité détenait irrégulièrement une certaine somme d'argent ainsi que des valeurs de Bourse provenant des excédents de recette de cette association, en a prescrit le dépôt entre les mains du receveur des hospices qui, à l'avenir, doit toucher directement les dons faits à la Maison des pauvres.

La commission décide que le capital dont s'agit sera, par les soins du receveur, placé en rente sur l'État, 3 p. 100, et que les valeurs seront converties en titres nominatifs au nom de la Maison des pauvres, pour le produit annuel du tout être imputé sur la pension des vieillards admis à l'hospice par les Dames de charité.

1864.

20 septembre. — Mme Vve Liot, née Poincaré, a légué, savoir : pour trois quarts à l'hospice des vieillards et pour un quart à l'hospice des orphelins un terrain sis au Champ de Mars de Lunéville, contenant environ trois hectares et un autre terrain, au même lieu, de trente-sept ares environ.

24 décembre. — Considérant qu'il importe de maintenir les dépenses de chaque service dans la limite des ressources qui lui sont propres, que, néanmoins, l'application immédiate de ce principe causerait à la Société des Dames de charité des embarras financiers qu'elle n'a pas prévus et auxquels elle ne pourrait faire face sans restreindre immédiatement ses admissions ;

Et voulant ainsi ménager une transition qui lui épargne la pénible obligation de retirer de l'hospice des malheureux qui n'ont plus d'autre asile,

La commission décide : qu'à partir du 1er janvier 1865, les journées de vieillards reçus à la Maison des pauvres, sur la présentation des Dames de charité, seront décomptées au prix de 0 fr. 65 c. l'une et ce, provisoirement, jusqu'à ce qu'elles puissent l'être *au prix de revient.*

Et que les prix payés par la ville et le bureau de bienfaisance pour les vieillards qu'ils envoient à la Maison des pauvres seront également portés à o fr. 65 c. à partir de la même époque.

1865.

Avril. — M. Germain Charier, propriétaire à Lunéville, ancien administrateur des hospices, lègue à l'hospice des orphelins une somme de 20,000 fr. à placer en rente sur l'État 3 p. 100, pour cette rente servir à l'amélioration de la nourriture et de l'habillement de ces enfants.

1869.

22 juillet. — La famille de M. Auguste Keller, ancien vice-président de la commission des hospices, fonde un lit à la Maison des pauvres, en faveur d'un orphelin.

22 décembre. — Un autre lit est fondé par Mlle de Beaufort de Gellenoncourt, en faveur d'un pauvre indigent ou infirme de Bauzemont.

1871.

31 novembre. — Le gage annuel de jardinier de l'hospice est porté exceptionnellement, à cause des services rendus de 300 à 350 fr.

1872.

La cuisine de l'hospice est transférée dans l'ancienne chapelle de l'établissement; le vestiaire de chaque sœur est porté à 150 fr.

1873.

2 décembre. — Le prix de pension au Coton est uniformément porté à 75 fr. par trimestre.

1875.

18 novembre. — Lecture est donnée d'une délibération par laquelle le bureau de bienfaisance informe la commission que le conseil municipal ayant réduit sa subvention de 8,000 fr. à 7,200,

les journées des vieillards au dépôt de mendicité, autrefois payées
par le bureau de bienfaisance, le seront, à partir du 1ᵉʳ janvier
1876, par la ville elle-même.

1877.

A partir de cette année va commencer l'admission, au Coton,
d'orphelins au compte de la Société des Dames de charité.

29 janvier. — M. le curé de la paroisse Saint-Jacques (M. Du-
plessis) informe la commission que la Société des Dames de charité a le projet de solliciter les aumônes et d'y joindre les siennes
pour augmenter le nombre des orphelins de la maison dite du
Coton, mais qu'elle demande que la rente des capitaux qu'elle se
propose de verser entre les mains du receveur des hospices ne
soit dépensée que pour les orphelins présentés par elle et que l'administration lui concède, comme pour les vieillards, le droit de
nomination des orphelins.

Elle demande aussi que les revenus non dépensés à la fin d'un
exercice soient capitalisés au profit de la même œuvre.

Considérant que cette proposition ne peut être qu'avantageuse *à la
population indigente de la ville* et rendant justice à la sollicitude et
au zèle bienfaisants des Dames de charité, dans l'exercice des fonctions qu'elles remplissent avec tant de dévouement, et voulant unir
ses efforts à ceux de cette société charitable, dans l'intérêt des pauvres enfants orphelins, la commission donne son acquiescement à la
proposition des Dames de charité et l'accepte avec reconnaissance.

La nomination des orphelins à admettre à l'hospice, dans les conditions ci-dessus énoncées et dans les limites d'âge fixées par le règlement, leur est dévolue, sous réserve de l'approbation du conseil
d'administration.

Le prix de journée sera débattu toutes les fois qu'il sera nécessaire
selon les besoins ou l'augmentation du prix des objets de consommation.

Comme conséquence de cet arrangement, lorsque des valeurs
de Bourse seront versées entre les mains du receveur des hospices
par l'Association des Dames de charité, celle-ci devra indiquer,
dorénavant, à quelles pensions — vieillards ou orphelins — le
revenu en est applicable.

1879.

1ᵉʳ août. — Mᵐᵉ Florestine Barbier, veuve de M. Grare, lègue à la Maison des orphelins une somme de 2,000 fr.

7 novembre. — M. le curé Noël et M. Ancel, membres de la commission, sont délégués pour étudier un projet d'augmentation du prix de journée au Coton ; mais il ne sera pas donné suite à ce projet, la commission ayant été remplacée.

18 novembre. — Cinq nouveaux lits sont installés au Coton pour y recevoir des pensionnaires ; ceux de la ville paieront 300 fr. par an et ceux du dehors 365 fr.

18 décembre. — Le maire de Lunéville, M. Bony, donne lecture d'un arrêté du ministre de l'intérieur en date du 10 courant aux termes duquel sont nommés pour faire partie de la commission des hospices civils de Lunéville, savoir : MM. Parmentier, ancien maire ; Évrat, manufacturier ; Gillet, notaire ; Le Prieur, pharmacien ; Thiéry, avoué, et Poirson, épicier.

Puis il est procédé à la nomination des divers chefs de service des hospices ; M. Évrat est élu vice-président, M. Thiéry ordonnateur et administrateur chargé de la surveillance de l'hôpital, M. Gillet administrateur chargé de la surveillance de la Maison des vieillards et des orphelins et de la tutelle de ces derniers.

Le président déclare la commission constituée.

1880.

24 mars. — La commission refuse de sanctionner l'admission proposée par la Société des Dames de charité d'un enfant de Moncel, cet enfant ne se trouvant pas dans les conditions voulues par la délibération du 29 janvier 1877 [1].

Par délibération des 23 septembre et 5 novembre, la commission décide que deux orphelins dont les pères se sont remariés, seront rendus à leur famille.

---

1. Il est à remarquer que la commission n'a accepté la proposition des Dames de charité qu'en tant que cette proposition était avantageuse à la population indigente de la ville.

1881.

4 mars. — Par suite de la démission, pour cause de santé, de M. Évrat, M. Gillet est nommé vice-président de la commission.

6 mai. — Le prix de journée des vieillards et des orphelins est porté de o fr. 75 c. à o fr. 80 c. à partir du 1er juillet.

18 novembre. — Fondation par Mlles Marie-Henriette Boulangé et Barbe-Eugénie Boulangé d'un lit au Coton, en faveur d'un vieillard de l'un ou l'autre sexe.

1882.

10 février. — Plusieurs familles qui ont des fondations au Coton sont appelées à payer annuellement un complément à raison de l'insuffisance du produit de la rente provenant de leurs fondations. En cas de refus, le lit restera vacant pendant le temps nécessaire pour rétablir l'équilibre.

1883.

22 juin. — Lecture est donnée du testament de M. Victor Ferry, ancien représentant du peuple, par lequel il lègue à l'hospice des vieillards de Lunéville la somme nécessaire pour la fondation d'un lit au profit d'une femme mariée, veuve ou fille, née dans le canton de Gerbéviller, âgée de 70 ans au moins, et à désigner alternativement par le maire de Moriviller et celui de Xermaménil.

1884.

5 décembre. — Une plaque portant les noms des bienfaiteurs de l'hospice et des fondateurs de lits sera établie dans le vestibule d'entrée de la Maison des vieillards et des orphelins.

19 décembre. — Le receveur fait à la commission la communication suivante :

« La vente des jardins appartenant à l'hospice des orphelins a produit 77,802 fr. 41 c., lesquels, placés en rentes sur l'État, ont produit 2,841 fr. 65 c. de rente 3 p. 100.

1885.

11 septembre. — Vu l'augmentation du revenu de la dotation des orphelins produite par la vente d'une partie des jardins de l'hospice, la commission décide que le nombre de lits d'orphelins, qui est de 26, dont 13 pour les garçons et 13 pour les filles, sera porté à 30, toujours par moitié.

1886.

8 octobre. — Construction d'un calorifère à la chapelle de l'hospice des vieillards et des orphelins ; M. l'abbé André, aumônier de cet hospice, offre de donner 1,000 fr. pour cette construction. — Avis favorable.

1887.

15 novembre. — Par convention en date de ce jour, Mme Émile Guérin et M. Léon Thomas, son frère, ont fondé un lit à la Maison des pauvres en faveur d'un orphelin de l'un ou l'autre sexe, en vue de perpétuer le souvenir de leur mère, Mme Joséphine-Charlotte Mallarmé, et de leur père, M. Charles-Gabriel Thomas, président honoraire du tribunal civil de Lunéville, *qui fut pendant trente-huit ans membre de la commission administrative des hospices.*

1888.

Par lettre en date du 31 juillet, à laquelle était joint un questionnaire, le ministre de l'intérieur invite la commission à donner son avis sur l'opportunité de la réunion des hospices et du bureau de bienfaisance sous une seule et même administration.

Sa réponse est que le régime actuel est le mieux approprié aux besoins des établissements et conclut à son maintien.

4 décembre. — Par son testament, Mlle Lançon lègue à l'hospice des orphelins de Lunéville une somme de 6,000 fr. pour l'entretien d'un orphelin de plus à perpétuité.

La commission, considérant que ce legs est exempt de tous

frais et bien que le montant de la somme à laquelle il s'élève soit insuffisant pour produire le revenu nécessaire à l'entretien d'un orphelin, déclare l'accepter néanmoins et s'engage à compléter au moyen des ressources budgétaires le capital nécessaire à son affectation.

Observation. — L'acceptation de ce legs fut autorisée par le préfet, mais dans le but sans doute de laisser à cet acte de bienfaisance son caractère privé, il ne permit pas de prendre sur les ressources budgétaires le capital nécessaire pour parfaire les 3oo fr. de rente réglementaires et les 5oo fr. de première mise. Il prescrivit l'emploi des 6,000 fr. légués en un titre de rente sur l'État 3 p. 100, dont les arrérages seraient capitalisés jusqu'à ce que le tout eût produit les 3oo fr. de rente et la première mise. Ces 6,000 fr. ont produit 204 fr. de rente.

En voulant fournir le complément à l'aide de ses ressources, la commission avait eu en vue la création immédiate d'un lit de plus en faveur des malheureux.

Du même jour. — M. Émile Urbain lègue à l'hospice des vieillards et des orphelins la somme nécessaire pour l'entretien à perpétuité d'un vieillard ou d'un orphelin.

1889.

10 novembre. — Contestation avec le ministre de la guerre au sujet de la somme de 1,800 fr. que la commission a fait figurer à titre d'indemnité locative dans son projet de convention pour la fixation du prix de journée militaire. Il s'agit de la difficulté dont j'ai parlé précédemment au sujet des 1,800 fr. de rente payés par l'hôpital au Coton à l'occasion de l'achat du bâtiment des sœurs grises occupé tout entier par les malades militaires.

1890.

6 juin. — M. Jeanpierre, ancien négociant à Lunéville, lègue au Coton et au bureau de bienfaisance une somme de 5o,000 fr. chacun. Comme précédemment M. le curé Renard, M. Jeanpierre avait voulu que tout ce qui lui venait de ses père et mère retour-

nât à sa famille, se considérant, après cela, comme maître absolu
de disposer à sa guise de tout ce qu'il avait amassé par son travail et ses économies. Le Conseil d'État n'en jugea pas ainsi et
réduisit de moitié l'importance des legs faits au Coton et au bureau de bienfaisance [1].

1891.

12 février. — Mort de sœur Alexis Marchal, supérieure de
l'Asile des vieillards et des orphelins, universellement regrettée
par les membres de la commission des hospices, les religieuses
ses compagnes, tous les pensionnaires de l'établissement, jeunes
et vieux, et par tous ceux qui avaient pu la connaître et l'appré-
cier.

1892.

L'année 1892 n'offrirait pas, dans l'histoire du Coton, la plus
petite particularité sans un incident fiscal qui a eu pour les pauvres de Lunéville un contre-coup dont il est à craindre qu'ils ne
se ressentent longtemps ; je m'explique :

En 1881, deux sœurs, Mlles Henriette et Eugénie Boulangé, par
reconnaissance pour les bons conseils et pour le soutien que
M. le curé Renard avait prodigués à leur famille dans des moments difficiles, avaient détaché de la petite fortune qu'elles
avaient amassée à force de travail, d'ordre et d'économie, le capital nécessaire pour fonder au Coton un lit en faveur d'un vieillard de l'un ou l'autre sexe.

Lorsque fut présenté à l'enregistrement l'acte qui établissait
cette fondation, le droit fut perçu conformément à des précédents
remontant à 1869, à raison de 2 fr. 50 c. p. 100, décimes compris,
sur la somme nécessaire pour fournir 300 fr. de revenu plus
500 fr. pour l'achat du lit et de ses accessoires.

Le 6 janvier 1892, Mlle Henriette Boulangé, dont la sœur était

---

1. C'est là un pouvoir scandaleux, laissé au Conseil d'État, de substituer sa volonté
à celle des testateurs ; il en a usé plus d'une fois d'une façon arbitraire au détriment
des établissements charitables.

morte quelques années auparavant, fit une nouvelle fondation en
faveur d'un orphelin.

Certes, je n'apprendrai rien à personne en disant que — à quelques exceptions près — l'administration de l'enregistrement et des
domaines n'a jamais brillé par son libéralisme dans l'application
des lois.

Souvent, beaucoup trop souvent, ses receveurs, ses inspecteurs,
ses rédacteurs et — pour gravir l'échelle jusqu'au sommet — ses
directeurs se sont complu à en torturer les textes dans le sens que
l'on devine.

Aussi, de cette administration (leur nourrice, comme aurait dit
M. l'abbé de Bellaire) ont-ils fait la bête noire de bien des gens.

Cette fois, sans le moindre scrupule, sans le moindre souci des
suites que ses exigences pouvaient avoir sur le sort des malheureux vieillards et orphelins, le fisc, l'impitoyable fisc, sauta à pieds
joints sur les précédents et, au lieu de se contenter — comme sur
la première fondation Boulangé et plusieurs fondations antérieures
— du droit de 2 fr. 50 c. p. 100, exigea celui de 11 fr. 25 c.

Naturellement, Mlle Boulangé regimba; d'où sommation, assignation, procès et finalement condamnation à payer ledit droit de
11 fr. 25 c. p. 100.

La vénérable bienfaitrice des pauvres [1] ne voulut point se pourvoir en cassation contre cette décision, se contentant, suivant son
expression, de cet échantillon de la justice des hommes. Elle était
âgée de 81 ans et n'aspirait plus qu'à retrouver le repos que ce
procès lui avait fait perdre en partie.

Ce bel exploit de l'enregistrement, consacré par le tribunal, eut
pour les miséreux les conséquences les plus désastreuses : quatre
autres fondations de lits étaient imminentes, aucune ne se fit. Un
mauvais hâle avait soufflé par là !

Qu'est-ce que l'État y a gagné ? Rien, moins que rien !

Telle est la morale de l'histoire.

Il me sera permis d'ajouter, en passant, qu'il est profondément
regrettable que ceux qui sont chargés de l'application des lois ne

----

1. Mlle Boulangé a donné au Coton une dernière preuve de sa charité en lui léguant
le jardin qu'elle possédait, rue de la Vezouse.

soient pas les premiers à les connaître et à les observer ; ce fut le cas du tribunal de Lunéville tel qu'il était composé en 1893. L'assignation donnée par Mlle Boulangé à l'administration de l'enregistrement porte la date du 8 février 1893 et ce n'est que dix-sept mois plus tard que le jugement est rendu, alors que la loi du 22 frimaire an VII (art. 65) prescrit aux tribunaux de juger les procès d'enregistrement *dans les trois mois au plus tard* à compter de l'introduction de l'instance !

Voilà, entre mille, une des conséquences de la fameuse épuration de la magistrature.

Les délibérations qui suivent n'ayant plus pour le lecteur qu'un intérêt médiocre, je m'arrête. Mais avant de clore cette deuxième partie, je tiens à constater :

Qu'au commencement de ce siècle, la Maison des pauvres, après avoir joui d'une certaine prospérité, était tombée en pleine décadence ; que la Révolution et ses suites lui avaient porté un coup si rude qu'elle paraissait ne devoir jamais s'en relever ; que les malheureux orphelins qui y étaient encore internés se trouvaient, sous le rapport physique et moral, dans l'état le plus lamentable et que ce ne fut que grâce au dévouement, à la persévérance et à la bonne direction des sœurs hospitalières de Saint-Charles, soutenues et encouragées par les directeurs, que cet établissement put arriver jusqu'au moment où M. l'abbé Renard allait commencer son apostolat.

Ces sœurs avaient ainsi amplement justifié les espérances qu'avait mises en elles la commission de 1810.

Il convient de constater également que depuis quatre-vingt-six ans ce dévouement ne s'est pas démenti un seul instant, que par leur bonne administration, les sœurs ont été de précieuses auxiliaires pour toutes les commissions administratives qui se sont succédé, avec lesquelles elles ont toujours vécu en parfait accord ; enfin, que c'est par la confiance que leur caractère a inspirée aux personnes charitables, que sont venues à la Maison des pauvres un grand nombre de fondations et de libéralités.

Pareil sentiment de gratitude doit être exprimé ici à l'adresse de la Société des Dames de charité.

Lorsqu'il entreprit la fondation de l'hospice des vieillards, M. le curé Renard tint à faire une large part à cette association dans son œuvre de bienfaisance.

Après sa mort, et de par sa volonté, elle eut seule la disposition et la charge de l'emploi de tous les revenus produits par les capitaux qui ont fait l'objet des nombreuses donations que nous avons précédemment énumérées et auxquelles elle avait puissamment contribué.

La Société des Dames de charité a son budget entièrement distinct de celui de la Maison des pauvres. Ce budget est alimenté tant par les revenus dont je viens de parler que par le produit des quêtes à domicile et les dons personnels de ses membres, auxquels viennent se joindre ceux souvent considérables de personnes qui veulent faire le bien par son intermédiaire.

Sous le contrôle de la commission des hospices chargée de veiller à l'exécution des règlements, les Dames de charité choisissent leurs protégés dont elles acquittent la pension à un taux déterminé.

Elles font donc partie intégrante de la Maison des vieillards et des orphelins et l'on peut répéter pour elles ce que je viens de dire pour les sœurs, qu'elles n'ont jamais porté le moindre ombrage à l'administration, avec laquelle elles vivent en parfaite harmonie pour le plus grand bien des malheureux.

J'aurai suffisamment fait connaître l'importance des services rendus aux indigents par cette admirable association, lorsque j'aurai dit que sur les 196 pensionnaires qui peuplent l'hospice des vieillards et des orphelins, il y en a 112 entretenus à son compte.

Je rappellerai, pour mémoire, qu'au commencement de l'année 1877, la Société des Dames de charité, qui jusque-là avait tout particulièrement affecté ses ressources au placement des vieillards, les a étendues au placement des orphelins et que ces derniers figurent actuellement jusqu'à concurrence de 25 dans le nombre total de ses protégés.

Je terminerai enfin en disant que cette société, en même temps qu'elle est la providence de nombre de malheureux est aussi celle de la ville de Lunéville, à qui, sans elle, incomberaient fatalement

les charges de logement, de nourriture et d'entretien de tous ceux
qu'elle fait entrer au Coton ; en fait, la ville se trouve affranchie
d'autant et, à ce titre, je n'hésite pas à déclarer que cette société,
comme son fondateur, a droit à la reconnaissance publique.

Il me reste à dire un mot sur les conversions de rentes et sur
leurs effets au regard des établissements hospitaliers.

Dans les délibérations de la commission des hospices, nous
avons constaté que tous les titres de rente qui ont fait l'objet des
donations de M. le curé Renard en faveur de l'hospice des vieillards, appartenaient au type 5 p. 100.

Pour nous rendre compte de ce que la conversion de la rente
5 p. 100 en rente 4.50 p. 100 (14 mars 1852), et ensuite celle de
la rente 4.50 p. 100 en 3 p. 100 (14 février 1862), ont pu coûter
en capital à l'hospice des vieillards, prenons pour base un titre de
rente sur l'État 5 p. 100 de 1,000 fr. de rente et supposons que
ce titre représente au pair un capital de 20,000 fr., ci .   20,000ᶠ

Par l'effet de la conversion, les 1,000 fr. de rente se
trouvent diminués d'un dixième et réduits à 900 fr. Si
nous admettons que la diminution proportionnelle du
capital correspond à celle de la rente, celui-ci se trouve
à son tour réduit de 2,000 fr., ci 2,000ᶠ

D'un autre côté, la conversion de 1862 nous
ayant contraints à payer une soulte de
5 fr. 40 c. par chaque fraction de 4 fr. 50 c.
de rente, c'est 200 fois 5 fr. 40 c. que nous
avons dû payer, soit 1,080 fr., ci   1,080

Ensemble, pour les deux conversions,
3,080 fr., ci 3,080ᶠ   3,080

Ce qui réduit le capital à 16,920 fr., ci 16,920ᶠ

Or, si la conversion de 1,000 fr. de rente 5 p. 100 fait perdre
en capital 3,080 fr., les 13,750 fr. de rente 5 p. 100 donnés
par M. le curé Renard subiront une perte proportionnelle, c'est-
à-dire 42,350 fr. en capital et ce sans la plus petite compensation.

Une telle perte imposée à un établissement hospitalier est d'autant plus *odieuse* qu'on lui a ôté la liberté de ses mouvements. Un

simple particulier peut, à son gré, accepter ou refuser la conversion, exiger le capital de son titre de rente et en faire tel emploi qui lui convient; les hospices, eux, ont les pieds et les poings liés, il leur est impossible de placer leurs capitaux autrement qu'en rente sur l'État.

L'État ne s'occupe que de son crédit et de ses nécessités budgétaires, le reste lui importe peu. Peu lui importe qu'un asile dont les ressources devraient être sacrées perde un capital de 42,350 fr. qui lui eût permis d'entretenir annuellement et à perpétuité cinq ou six lits de vieillards de plus.

Eh! dites-moi, dans de telles conditions, qu'adviendrait-il de tous les établissements hospitaliers et de tous les malheureux qui y ont leur refuge, qu'adviendrait-il de tous les établissements charitables si, un jour, comme au temps de la première Révolution, l'État venait à faire banqueroute? Peut-on penser à une telle éventualité sans frémir?

Telle est, en définitive, la morale des deux conversions de 1852 et de 1862, telle est la morale de ces placements forcés en ce qui concerne les établissements de charité.

Sans vouloir autrement récriminer sur le passé et assombrir l'avenir, il était cependant utile que ces choses fussent dites, afin de pouvoir en tirer argument plus tard.

En attendant, je demande qu'à l'avenir l'État s'abstienne de toucher aux ressources de ces établissements; je demande que leurs titres de rente soient formellement exceptés des conversions futures. Ce serait une œuvre de justice au lieu d'une œuvre de spoliation et l'État commencerait ainsi à mettre ses paroles en rapport avec ses actes.

Ce n'est pas tout. Voici que nous nous trouvons aujourd'hui en présence d'un projet d'impôt sur le revenu. Que ce projet aboutisse ou n'aboutisse pas, il est opportun de se poser dès maintenant cette question : « *Est-ce que les hospices et les bureaux de bienfaisance seront taxés comme les contribuables ordinaires?* »

Si oui, il faut espérer qu'il se trouvera dans le Parlement une majorité imposante pour empêcher ce scandale!

TROISIÈME PARTIE

NÉCESSITÉ D'AGRANDIR L'HOSPICE DES VIEILLARDS
ET DES ORPHELINS

Il me reste, pour terminer ce livre, à consacrer quelques pages à la question d'affaires; ce n'est pas celle qui me préoccupe le moins, car je redoute les susceptibilités et mon plus grand désir est de ne froisser personne.

Le nombre des individus recueillis à l'hospice est, comme je l'ai dit tout à l'heure, de 196; il se décompose ainsi : hommes 91, femmes 55, orphelins 29, orphelines 21.

Il est à remarquer qu'ici, comme à l'hôpital, l'élément masculin prédomine, 120 contre 76. A quoi peut tenir cette différence ? Très certainement à ce que la femme, tant qu'elle peut arriver à se procurer pour elle et ses enfants la nourriture et le logement, est bien plus apte que l'homme à se suffire. L'homme vit la plus grande partie du temps en dehors du ménage, occupé qu'il est, soit dans un atelier, soit à la culture de la terre. Devenu veuf, il est comme tombé des nues, il n'entend pas grand'chose à la confection de ses aliments, il lui faut s'occuper de choses qui lui sont étrangères, de son blanchissage, du raccommodage de son linge et de ses vêtements et d'autres détails qu'il serait trop long d'énumérer, tandis que dans ces occupations la femme se trouve dans son élément, sans comp. .e qu'elle est bien plus résistante que l'homme à la souffrance et aux privations. Si elle est indisposée, elle peut préparer elle-même ses remèdes, se soigner, en un mot, en se passant le plus possible du secours d'autrui.

Elle ne va donc généralement à l'hôpital que pour une maladie sérieuse et à l'hospice que parce qu'elle ne peut plus aller plus loin[1].

Depuis quelques années, les cadres de l'hospice des vieillards et des orphelins sont au grand complet.

Si le sujet prêtait à rire, je pourrais comparer cet établissement à ces théâtres où l'on refuse du monde. Mais le monde que les théâtres refusent est composé de gens bien lestés qui allaient là en partie de plaisir et pour se divertir, tandis que celui que nous refusons, nous, n'est composé que de gens en haillons, sans feu ni lieu et qui, par-dessus le marché, n'ont rien à se mettre sous la dent.

Si l'on refuse du monde à l'hospice, ce n'est pas cependant faute de ressources, car la dotation, la Société des Dames de charité et la ville, pour son dépôt de mendicité, pourraient facilement entretenir un certain nombre de pensionnaires de plus. Ce qui manque absolument, c'est la place pour les recevoir et les loger.

Certes, les fondations de lits seront toujours les bienvenues et les personnes charitables qui consacreront une partie de leur fortune à assurer à des vieillards un refuge paisible pour le restant de leur existence et à des orphelins une instruction et une éducation qui leur permettront de gagner honorablement leur vie, auront, comme leurs devanciers, bien mérité de l'humanité.

Mais la fin veut les moyens, et je me demande à quoi serviraient ces fondations nouvelles, si elles ne devaient pas faire s'accroître en même temps le nombre des pensionnaires du Coton, si les mal-

---

1. A l'appui de cette assertion, je puis invoquer un travail de statistique auquel je me suis livré en 1895 sur les entrées civiles à l'hôpital pendant les cinq années 1890 à 1894. Différentes communes de l'arrondissement ont à leur disposition des lits pour leur malades indigents ; ces lits sont au nombre de dix, ils représentent par an 3,650 journées, lesquelles, multipliées par cinq ans, donnent un total de 18,250 journées.
Eh bien ! sur cette quantité combien pensez-vous qu'il y en ait eu pour les femmes ? En tout 128 !

heureux qui devraient en bénéficier étaient obligés de marquer le pas et d'attendre indéfiniment que des départs ou des décès vinssent à se produire. En ce cas, il y en aurait quelques-uns qui auraient le temps de mourir au coin d'une borne. Serait-ce ainsi, par hasard, qu'une ville comme la nôtre justifierait ses prétentions à la philanthropie ? Poser la question, c'est la résoudre.

Ce qu'il faut donc, avant toute chose, c'est créer de nouveaux bâtiments.

Je n'ignore pas qu'une telle affirmation, que je justifierai tout à l'heure par des chiffres, va produire chez certaines personnes les protestations accoutumées ; que cette nouvelle demande, après deux autres provenant de la même source, pourra peut-être revêtir, à leurs yeux, une sorte de caractère de taquinerie ou de vexation.

S'il en était ainsi, ces personnes se tromperaient étrangement, car ces demandes n'ont et n'ont jamais eu d'autre mobile que le sentiment de la justice et le dévouement à la cause des malheureux.

Après cette petite digression, je rentre dans mon sujet.

Je ferai remarquer en premier lieu que tous les bâtiments de l'hospice, en tant, bien entendu, qu'ils servent à abriter sa population, ont une origine antérieure à 1856, puisque c'est M. le curé Renard qui, après avoir fait construire la chapelle, a encore, sans qu'il en ait rien coûté soit aux hospices, soit à la ville, fait édifier, peu de temps avant sa mort, les deux grands bâtiments latéraux affectés aux dortoirs des hommes et des femmes.

Ces deux dernières constructions une fois terminées, les bâtiments de l'hospice se trouvaient largement suffisants pour les besoins de l'époque. Mais, depuis l'annexion, nous avons vu la population indigente de la ville de Lunéville aller sans cesse en s'augmentant, sans qu'il y ait lieu d'espérer que ce nouvel état de choses, triste conséquence de la guerre, vienne à se modifier dans l'avenir, à moins de circonstances tout à fait exceptionnelles.

Si l'on m'objecte que le fait de l'annexion, que j'invoque, date déjà de vingt-sept ans, je puis répondre qu'en ce qui concerne le Coton, ses effets ont été bien plus lents à se faire sentir que pour l'hôpital Saint-Jacques ; la raison de cette différence est encore bien facile à comprendre. On tombe malade à tout âge, et à tout âge, à partir de celui de six ans, on trouve l'hôpital ouvert pour s'y faire soigner et ce, lors même que l'on ne pourrait justifier de la qualité de Français; il n'y a plus de frontières lorsqu'il s'agit de secourir et de sauver son semblable.

Voilà le principe pour l'hôpital. Il n'est pas du tout le même pour l'hospice des vieillards et des orphelins; ici, il s'agit d'un asile et, pour y être admis, il faut remplir les quatre conditions essentielles suivantes : 1° être indigent ; 2° être Français ; 3° avoir soixante ans accomplis ; 4° et justifier d'une résidence consécutive et minima de trois années dans la ville de Lunéville (ou sur son territoire, bien entendu) au moment où se produit la demande d'admission[1].

Dans ces conditions, on concevra facilement que les effets de l'annexion aient été bien plus lents à se faire sentir au Coton qu'à l'hôpital, surtout si l'on considère que ceux d'entre les Alsaciens-Lorrains qui, après la guerre, étaient arrivés à un certain âge, ne se sont guère décidés à émigrer.

Au déclin de la vie, on s'accommode mal d'un changement radical d'existence et la plupart de ces braves gens ont mieux aimé finir leurs jours sur le sol natal et laisser leurs os reposer avec ceux de leurs ancêtres.

La conséquence de ce raisonnement est que tous ceux qui optèrent pour conserver la nationalité française étaient principalement des hommes jeunes, des hommes dans toute la force de l'âge et que ces derniers — depuis plus d'un quart de siècle — ont eu le temps de devenir des vieillards et d'atteindre l'âge réglementaire qui leur permet d'aspirer à la retraite paisible que le Coton assure d'ordinaire à la vieillesse.

Voilà comment le Coton, s'il a subi plus tard que l'hôpital les conséquences de la guerre, les subit maintenant et les subira dé-

---

1. Antérieurement au 10 mars 1893, il ne fallait, pour entrer au Coton, justifier que d'une seule année de résidence. A cette date, la commission a pris une délibération, approuvée le 21 du même mois par le préfet, pour exiger une résidence de trois ans, en vue de déjouer certains calculs des indigents du dehors qui trouvaient très commode de prendre une résidence d'une année à Lunéville, quitte à ne pas payer leur loyer à leur propriétaire et ensuite de se faire admettre à l'hospice des vieillards et des orphelins.

sormais comme lui, à moins toutefois que des événements, extraordinaires...

Mais n'anticipons pas, surtout ne nous leurrons pas trop d'espérances; envisageons plutôt la situation de notre cher établissement hospitalier sous le jour où il se présente actuellement et
demandons-nous tous ensemble si, tel qu'il est organisé, il répond
encore aux besoins, s'il est encore à la hauteur des services en vue
desquels ont été successivement créés l'hospice des orphelins et
celui des vieillards.

A cette question, je n'hésite pas à répondre nettement : non. Si
vous tenez à avoir la preuve de cette insuffisance, venez avec moi,
nous visiterons chacun des locaux affectés aux services de jour et
de nuit de nos pensionnaires.

Nous allons commencer, si vous le voulez bien, par une grande
salle qui se trouve au rez-de-chaussée du bâtiment à droite de la
chapelle ; cette salle est entre cour et jardin, elle a une surface de
112 mètres carrés ; comme mobilier une grande table circulaire,
des bancs, quelques chaises et un fourneau. C'est le réfectoire des
hommes ; c'est là que, pendant l'hiver et les jours de gros temps,
ils se tiennent toute la journée, qu'ils fument la pipe et, puisqu'il
faut appeler les choses par leur nom, qu'ils chiquent, avec les
conséquences qui résultent de ces chers passe-temps.

Combien pensez-vous qu'ils sont dans cette salle ? Quatre-vingt-
cinq, soit pour chaque individu 1^m,30 et un cube d'air de 4^{mc},60.

Je ne souhaite de mal à personne, mais à ceux qui sont toujours disposés à trouver que tout est pour le mieux dans le meil-
leur des mondes du moment qu'ils ont, eux, comme dit le fabu-
liste, bon souper, bon gîte et le reste, je proposerais de venir
passer huit jours, oh ! rien que huit jours, dans cette atmosphère
empuantie, et pour peu qu'ils soient affligés d'un peu d'asthme,
voire même d'un simple mal de gorge, nous les verrions bien vite
convertis aux améliorations que je viens réclamer, car il n'est rien
de tel pour juger sainement les choses que l'expérience que l'on
acquiert par soi-même.

Avis aux amateurs !

Pour être moins peuplé tout en ayant les mêmes dimensions, le
réfectoire des femmes, qui leur sert aussi pendant le jour de salle

commune, n'offre pas plus d'attrait. Elles ont une liberté de mouvement un peu plus grande que les hommes et un cube d'air de 7 mètres environ par unité. Mais si chez les hommes l'odeur âcre du tabac vous prend à la gorge, en somme, cette odeur n'a rien en soi de malsain. Chez les femmes, si j'en crois des personnes qui en ont fait une longue expérience, les émanations produites par l'agglomération et l'habitation en commun de nos cinquante-cinq vieilles pensionnaires en jupons, ne seraient rien moins qu'agréables.

On peut donc raisonnablement admettre que, sous le rapport de l'agrément et de l'hygiène, les deux locaux se valent et n'ont rien à s'envier.

Je n'ai pas besoin d'ajouter que l'air en est fréquemment renouvelé, mais un grand nombre de ces pauvres vieux sont faibles et frileux et ils ont tôt fait de refermer portes et fenêtres.

Poursuivons notre visite et passons aux dortoirs.

Nous avons vu que les pensionnaires hommes sont au nombre de 91, alors que leurs dortoirs ne renferment ensemble que 85 lits. Au premier abord, ce fait semble bizarre et s'écarter, ce qui est positivement vrai, de la règle commune.

En voici l'explication.

Six de ces vieillards sont momentanément logés à l'hôpital où ils rendent des services ou dans des fermes où ils sont employés ; pendant leur absence, les lits qui leur sont affectés sont occupés par d'autres entrants, en sorte que si, pour une cause quelconque, ces six absents venaient à rentrer inopinément à l'hospice, on serait fort embarrassé de savoir où les mettre pour la nuit.

Certes, cette façon de procéder est fort irrégulière, je suis le premier à le reconnaître, mais, que voulez-vous ? nous avons pour excuse la nécessité qui est, dit-on, la souveraine des lois.

Nous n'avons donc que 85 lits ; ils se décomposent comme suit :

12 à l'infirmerie dans un espace de 97 mètres carrés (je néglige les fractions) ; cube d'air par lit, 23 mètres ; espace entre deux lits, 80 centimètres.

4 dans la salle des impotents ; surface de cette salle, 19 mètres ; cube d'air par tête, 17 mètres ; espace entre deux lits, $1^m,20$.

4 dans la salle des gâteux, d'une surface de 22 mètres; cube d'air, 20 mètres; espace entre les lits, 2 mètres.

12 dans le petit dortoir du premier étage; surface, 113 mètres; cube d'air, 30 mètres; distance entre les lits, 1ᵐ,85.

25 lits dans chacun des deux grands dortoirs du premier et du deuxième étage. Superficie de chaque dortoir, 143 mètres; cube d'air par lit, 18ᵐ,50; distance entre deux lits, 80 centimètres.

Le petit dortoir du premier étage est le seul qui offre un cube d'air suffisant; l'infirmerie, les salles d'impotents et de gâteux, où l'on respire des odeurs *sui generis,* devraient avoir plus de 30 mètres cubes d'air par lit.

Dans les dortoirs des femmes, les lits sont un peu plus espacés, par conséquent le cube d'air y est plus satisfaisant; l'inconvénient des deux dortoirs principaux est qu'ils sont adossés au magasin à fourrages et ne reçoivent d'air et de soleil que par la cour.

Je ne donne pas ici la surface des dortoirs des orphelins et des orphelines; tout ce que l'on peut constater, c'est que les lits y sont tellement rapprochés les uns des autres qu'il est impossible de songer à en placer davantage.

Durant la belle saison, les garçons prennent leurs repas dans la cour sous un petit hangar que la commission a fait aménager il y a deux ans; il sert aux récréations les jours de pluie. En hiver, leur salle d'étude, dont les dimensions sont beaucoup trop exiguës, 10ᵐ,50 de long sur 5ᵐ,35 de large, sert à la fois de réfectoire et de salle de récréation. Ce local devra être agrandi et rien ne sera plus facile que de le faire et à très peu de frais.

A part leur dortoir, que l'on trouve aussi au grand complet, les jeunes filles sont, sous les autres rapports, mieux partagées que les jeunes garçons. D'abord, elles sont moins nombreuses, puis, elles ont un réfectoire indépendant; leur salle d'étude et de travail est une des plus vastes de la maison; c'est là que les écolières font leurs devoirs, étudient leurs leçons, que les grandes, c'est-à-dire les apprenties, se livrent à des travaux d'aiguille, le tout sous la surveillance de la religieuse préposée à ce service.

Cette belle salle a cependant aussi ses inconvénients : elle est située au-dessus de la cuisine, en plein aspect du midi, ce qui fait qu'en été la chaleur y est souvent accablante et insupportable.

Mais, tout n'est pas rose en ce monde et il faut bien que la jeunesse apprenne à ne pas avoir toutes ses aises.

Par ce qui précède, j'espère avoir réussi à démontrer :

Que le nombre des pensionnaires de l'hospice des vieillards et des orphelins ne peut être augmenté par la seule raison qu'il serait matériellement impossible d'en loger davantage ;

Que, d'un autre côté, ce nombre ne peut rester stationnaire, étant donnés les besoins désormais permanents de la classe nécessiteuse de la ville ; que, par suite, il faut consacrer un certain capital à des constructions nouvelles, seules capables de remédier à un état de choses que le public ne soupçonne point, lesquelles constructions — une fois établies — permettront à la ville pour le dépôt de mendicité, à la Société des Dames de charité et à la dotation d'augmenter leur clientèle respective dans cet établissement.

Et s'il me fallait une preuve de plus de la nécessité de procéder, à bref délai, à l'édification de ces constructions, je la trouverais dans une parole prononcée spontanément en présence de la commission des hospices dans sa séance du 13 janvier dernier, par l'honorable maire de Lunéville, parole que j'ai d'autant plus soigneusement notée qu'elle venait fort à propos à l'appui de la thèse que je soutiens.

Faisant tout simplement allusion à l'état général de la population indigente de la ville, M. Ribierre nous a déclaré qu'il était touché d'une vingtaine de demandes d'individus sollicitant leur admission au Coton au compte du dépôt de mendicité.

En admettant qu'il y ait peut-être beaucoup d'exagération dans l'énoncé de ce chiffre, il n'en est pas moins vrai que ce propos, que j'ai pris la précaution de lui faire répéter, vient corroborer d'une singulière façon l'exactitude de mes assertions.

A la ville, qui n'est pas accoutumée à se voir réclamer des subsides en faveur de l'hospice des vieillards et des orphelins, je souhaiterais qu'elle rencontrât un second abbé Renard. Mais les temps sont changés et l'on ne doit pas perdre de vue qu'au moment où celui qui fut le bienfaiteur des pauvres et de la ville de Lunéville exerçait son ministère, on ne sollicitait guère d'offrandes qu'en faveur d'œuvres charitables, tandis qu'aujourd'hui on invente toutes

sortes de sociétés nouvelles, qui toutes servent de prétexte à qué-
mander des dons ou des cotisations. En cherchant bien, on en
trouverait ici une vingtaine, ce qui m'amène à dire que si les
contemporains de M. le curé Renard avaient été comme nous sai-
gnés aux quatre veines, il lui eût été autrement difficile d'accom-
plir l'immense bien qu'il a fait.

Pour atteindre le but que je propose, il ne faut donc pas songer
à s'adresser à la charité privée ; c'est aux élus de la population
qu'il convient d'avoir recours en leur représentant très respectueu-
sement :

Qu'ils ne doivent pas oublier que les octrois ont été créés et mis
au monde principalement pour subvenir à des œuvres de bienfaisance, puisqu'à leur origine ils portaient le nom d'*octrois de bienfaisance ;* qu'au surplus, les indigents en faveur desquels il s'agit
aujourd'hui de créer de nouveaux lits ont, eux aussi, contribué et
contribuent encore tous les jours, dans une certaine mesure, à
l'accroissement des droits d'octroi et par suite aux ressources
budgétaires de la ville ; qu'il est par conséquent juste et légitime
d'en employer une partie à leur profit ;

Qu'en nous reportant en arrière, les officiers de l'hôtel de ville
n'ont réussi en 1767 à obtenir une augmentation considérable des
droits d'octroi, sur les grains, les bestiaux et les boissons qu'à la
condition de verser tant à la Maison des pauvres qu'à l'aumône
publique une subvention annuelle de 20,000 livres ;

Que depuis 1770, c'est-à-dire depuis l'acquisition et l'aménage-
ment pour la Maison des orphelins des deux maisons Folmar et
Gouvenoux, la ville n'a plus rien déboursé ni pour entretien ni
pour construction de bâtiments, qu'elle a ainsi bénéficié la première — ainsi que se sont plu maintes fois à le reconnaître et à le
proclamer les membres de la commission des hospices — des libéralités du vénérable abbé Renard, qui a pris à sa charge des dépenses considérables tant pour constructions que pour fondations
de lits, dépenses que la ville eût bien été obligée de faire sans son
heureuse initiative.

Que de tout temps, c'est à la collectivité des habitants des
villes qu'incombe le soin de s'occuper de leurs pauvres et de
leurs mendiants ; que si la ville de Lunéville a été déchargée

d'une bonne partie de ce soin pendant trois quarts de siècle, elle ne peut se refuser à l'agrandissement d'un établissement aussi utile et aussi précieux que le Coton, aujourd'hui que par le fait de l'annexion sa population nécessiteuse se trouve doublée ;

Et qu'au surplus la ville pourra, si bon lui semble, demander à l'État de contribuer pour une large part dans la dépense qu'occasionnera cet agrandissement, puisque chaque année un tant pour cent des fonds provenant du pari mutuel est consacré et affecté spécialement par la loi à venir en aide aux hospices. Quoi faisant, elle suivra l'exemple de la ville de Mirecourt qui, ayant à peine le quart de la population de Lunéville, a su obtenir de l'État pour l'agrandissement de son hôpital civil et rien que civil une subvention de 130,000 fr.

Il me reste à réfuter par avance une objection qui ne va pas manquer de se produire. C'est celle-ci : « *Le Coton a la réputation d'être riche, s'il y a nécessité d'augmenter ses bâtiments, que ne les augmente-t-on avec ses deniers au lieu de vouloir pratiquer une saignée à la caisse municipale ?* »

D'abord si, comme je viens de le dire, la ville sait obtenir une subvention sur les fonds du pari mutuel, le complément de la dépense ne sera pas bien considérable pour elle.

Ensuite, vous affirmez que le Coton est riche, où donc prenez-vous sa richesse ? Il n'est pas douteux que, comparativement, il se trouve dans une situation plus favorable que l'hôpital Saint-Jacques. Cela tient à ce que ses ressources sont moins aléatoires que celles de ce dernier. Au Coton, le nombre annuel des journées de pensionnaires est pour ainsi dire permanent, tandis que notre autre établissement se ressent des fluctuations qui se produisent dans le nombre des malades civils et militaires.

Si les fondations de lits sont plus fréquentes au Coton qu'à l'hôpital, il ne faudrait pas tirer de ce fait la conclusion que ces fondations l'enrichissent ; elles ne font que lui permettre d'ouvrir sa porte à un plus grand nombre de malheureux et c'est tout, puisque les revenus de ces fondations ne vont pas en s'accumulant et qu'ils sont exactement la représentation du prix de la pension.

Donc, point de source de richesse de ce côté, à moins que le lecteur ne partage l'avis du tribunal civil de Lyon qui, dans un procès d'enregistrement, n'a pas craint d'affirmer et de poser en axiome : « *Que dès l'instant qu'un hospice a un lit de plus, il atteint ainsi le but de son institution et par conséquent s'enrichit et bénéficie.* »

Le tribunal de Lyon a tout simplement confondu l'hospice, qui n'est qu'un intermédiaire, un instrument en quelque sorte, dont se sert le bienfaiteur pour assurer à perpétuité l'accomplissement de son bienfait, avec le bénéficiaire de la libéralité, c'est-à-dire avec le malade ou l'indigent qui a la jouissance du lit.

Malgré cette confusion, le tribunal de Lyon a fait école ; nous en savons malheureusement quelque chose.

Après avoir, dans la seconde partie de ce livre, exposé tout au long la situation de l'hospice des vieillards et des orphelins, je ne dois pas, pour rester sincère jusqu'au bout, dissimuler au lecteur qu'indépendamment des titres de rente que cet établissement possède et dont les arrérages servent périodiquement à acquitter la pension des vieillards et des orphelins au compte de la dotation, le Coton a encore en réserve une quarantaine de mille francs déposés en compte courant au Trésor.

Voilà, certes, un renseignement de nature à mettre dans la jubilation les adversaires de toute demande de fonds à la ville. Qu'ils ne se hâtent pas trop cependant de triompher, car il n'est pas difficile d'assigner à ces quarante mille francs un emploi utile et même indispensable.

D'abord le jour où les bâtiments supplémentaires seront créés, il faudra les meubler en literie, linge, etc.; ensuite, la création d'une buanderie depuis longtemps réclamée par les sœurs, se fera d'autant plus vivement sentir que l'hospice comprendra un plus grand nombre de pensionnaires ; quand on aura distrait des quarante mille francs la dépense occasionnée par ces deux objets, que restera-t-il ? Pas grand'chose.

Malades incurables.

Incidemment et comme palliatif, je suis amené à traiter une question qui intéresse particulièrement la ville et l'hôpital ; je veux parler de la question, car c'en est une, des malades incurables.

Si je m'en occupe ici, c'est à raison des services que l'hospice pourrait rendre à l'un et à l'autre en lui en offrant la solution.

L'article 6 du règlement hospitalier est ainsi conçu : « *Sont formellement exclus ou renvoyés de l'hôpital les galeux, etc., etc., les vieillards ou tous autres individus infirmes ou atteints de maladies incurables.* »

Tel est le principe ; au premier abord, il paraît assez inhumain. Mais en y réfléchissant un tant soit peu, on a bien vite compris qu'un hôpital (remarquez que c'est de l'hôpital qu'il s'agit) est obligé de compter avec ses ressources matérielles aussi bien qu'avec ses ressources financières, que le nombre de lits dont il dispose est essentiellement limité et que si une partie de ceux-ci étaient occupés par des individus dont la maladie est reconnue inguérissable ou simplement par des gens infirmes, ce seraient autant de lits, en quelque sorte, immobilisés, durant des années peut-être, au profit de ces gens incurables ou infirmes.

L'hôpital arriverait ainsi à ne plus avoir la place suffisante pour le traitement des maladies guérissables et notamment des maladies aiguës.

D'un autre côté, si le règlement ne permet point aux malades incurables d'entrer à l'hôpital, il arrive fort souvent que l'incurabilité ne se déclare et ne devient manifeste qu'au bout d'un certain temps d'hôpital.

En ce cas, le malade est invité à en sortir volontairement, sinon il doit être renvoyé par la commission administrative en conformité de la prescription impérative de l'article 6 ci-dessus rappelé, et c'est là précisément que se rencontre la pierre d'achoppement. D'une part, les membres de la commission opinent pour l'observation du règlement, c'est-à-dire pour le renvoi du malade incurable dans un délai déterminé, délai, il faut le dire, qui n'est jamais précipité. D'autre part, le président de la commission qui est en même temps le maire de la ville, à qui incombe désormais la charge de ce malade, se trouve en présence de deux intérêts opposés dont il a également la gestion et par suite dans une position embarrassante ; l'humanité s'oppose à ce que ce malheureux incurable soit jeté sur le pavé, le règlement hospitalier interdit de le conserver à l'hôpital et le maire ne sait où le mettre ni sur quel établissement hospitalier le diriger !

C'est alors qu'apparaît la solution que je préconise et qui aurait pour premier avantage de sortir M. le maire-président de sa fâcheuse situation.

Puisque j'ai démontré, avec preuves à l'appui, que l'agrandissement du Coton s'impose, que l'on est obligé bon gré mal gré d'y arriver, qu'est-ce qui empêcherait la ville de profiter de l'occasion de cet agrandissement pour faire aménager en même temps, à ses frais, soit dans les nouveaux bâtiments, soit dans les anciens, deux salles, l'une dans le service des hommes, l'autre dans celui des femmes, où seraient hospitalisés ces malheureux incurables que le maire ne sait où placer ?

J'ajoute que la ville trouverait à cette combinaison un avantage, celui de l'économie. Elle n'aurait à payer au Coton que le prix de journée ordinaire auquel sont admis les pensionnaires envoyés par la Société des Dames de charité et la ville pour le dépôt de mendicité, c'est-à-dire environ 80 centimes, alors qu'à la Maison départementale de secours, sur laquelle elle dirige la plupart de ces malades incurables, elle paie 1 fr. 30 c., plus les frais de voyage. D'où une bonification de 50 centimes sur le prix de chaque journée, bonification qui certes ne me paraît pas à dédaigner.

Il va de soi que si cette proposition devait un jour être acceptée par la ville et par la commission, on ne devrait pas y voir une affaire lucrative pour le Coton, puisque, pour lui, la recette resterait exactement l'équivalent de la dépense. Par contre, les incurables qui seraient ainsi placés à l'hospice devraient n'être affligés d'aucune affection susceptible de compromettre le repos de leurs compagnons ou compagnes de dortoir, et les soins à leur donner ne devraient pas excéder ceux que reçoivent les vieillards ordinaires.

Conclusion.

Dans le monde chacun prêche pour sa paroisse.

Quelques-uns de nos concitoyens prônent des projets plus ou moins réalisables et, dans tous les cas, d'une utilité fort problématique.

Ici, ce n'est plus la même chose. — J'ose donc espérer que la bonté et la justice de la cause que je viens d'exposer en faveur des malheureux, lui permettront de faire son chemin et, après ce devoir rempli, je m'en remets à l'opinion publique du soin d'appuyer au besoin sur la chanterelle.

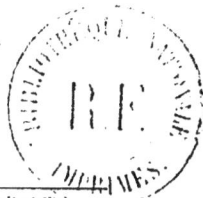

Nancy, imprimerie Berger-Levrault et Cie.